Plantas medicinales

Plantas medicinales
Frédéric Clery

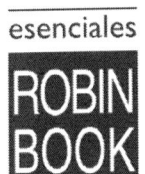

© 2016, Frédéric Clery

© 2016, Redbook Ediciones, s. l., Barcelona

Diseño de cubierta: Regina Richling
Diseño interior: Amanda Martínez

ISBN: 978-84-9917-380-1

Depósito legal: B-1.064-2016

Impreso por Sagrafic, Plaza Urquinaona 14, 7º-3ª 08010 Barcelona

Impreso en España - *Printed in Spain*

«Cualquier forma de reproducción, distribución, comunicación pública o transformación de esta obra solo puede ser realizada con la autorización de sus titulares, salvo excepción prevista por la ley. Diríjase a CEDRO (Centro Español de Derechos Reprográficos, www.cedro.org) si necesita fotocopiar o escanear algún fragmento de esta obra.»

«Contra cada padecimiento
crece una planta.»
Paracelso

Índice

Introducción 13

1. ¿Qué son las plantas medicinales?? 17
Modo de actuación 22
Plantas que no pueden faltar en su botiquín ... 25
    La ajedrea 25
    El ajo 26
    La cebolla 28
    El clavo 30
    El eucalipto 31
    La lavanda 34
    El limón 35
    La manzanilla 37
    La salvia 39
    El tomillo 41
¿Cómo se emplean las
plantas medicinales? 44

2. Enfermedades y dolencias más comunes 49
Ácido úrico 51
Acidosis metabólica 54
Acné 56
Aerofagia 59
Alergia 62
Amigdalitis 64
Anemia 68
Arrugas 70
Arteriosclerosis 73
Artritis 75
Artrosis 77
Asma 80
Bocio 82
Bronquitis 84
Calambres 87
Cálculos biliares 90
Cálculos renales 92
Caries 94
Catarro respiratorio 96
Ciática 99
Colesterol 101
Conjuntivitis 103
Diarrea 105
Estreñimiento 107
Faringitis 92
Gastritis 94

Faringitis 110
Gastritis 113
Gripe...115
Hemorroides..117
Hipertensión..118
Hipotensión 121
Insomnio 122
Lumbalgias 124
Otitis..127
Sarampión...129
Úlcera gastroduodenal... 131
Varices...133

Bibliografía 137

Introducción

Mientras que casi todas las civilizaciones de medio mundo han empleado los beneficios de las plantas para mejorar las posibilidades físicas e intelectuales de las personas, en Europa costó que se establecieran y divulgaran los conocimientos de la fitoterapia hasta más allá de la Edad Media. Y en ello la Iglesia, con sus miedos y amenazas, tuvo buena parte de culpa.

No hace muchos años, las farmacias eran auténticos herbolarios de todo tipo de hierbas medicinales. Y hoy en día, medicamentos tan extendidos como la aspirina o la quinina, que surgen en los laboratorios más modernos, no son más que imitaciones de la naturaleza, copias casi perfectas de esta.

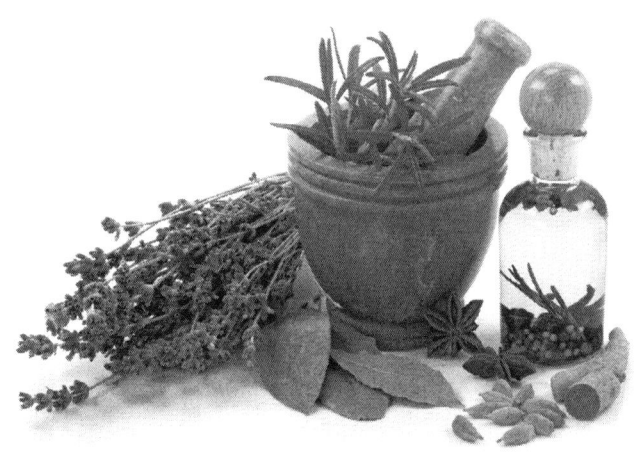

Muchos profesionales de la salud buscan de nuevo en las plantas la solución a las dolencias de los enfermos mediante lo que es un método no agresivo, lejos de la toxicidad y de los efectos secundarios de algunos medicamentos.

Las plantas son una auténtica medicina. Su contenido en vitaminas, minerales, oligoelementos, enzimas y fibras hacen de ellas sustancias capaces de hacernos recuperar la vitalidad perdida. Su alto poder desintoxicante es de gran ayuda para el mantenimiento de la salud.

Este libro hace un repaso por los principios de la fitoterapia, catalogando las enfermedades más comunes y las plantas que pueden hacerles frente. Con esta información aprenderá a vivir de una forma más saludable y podrá atajar cualquier dolencia de una manera natural.

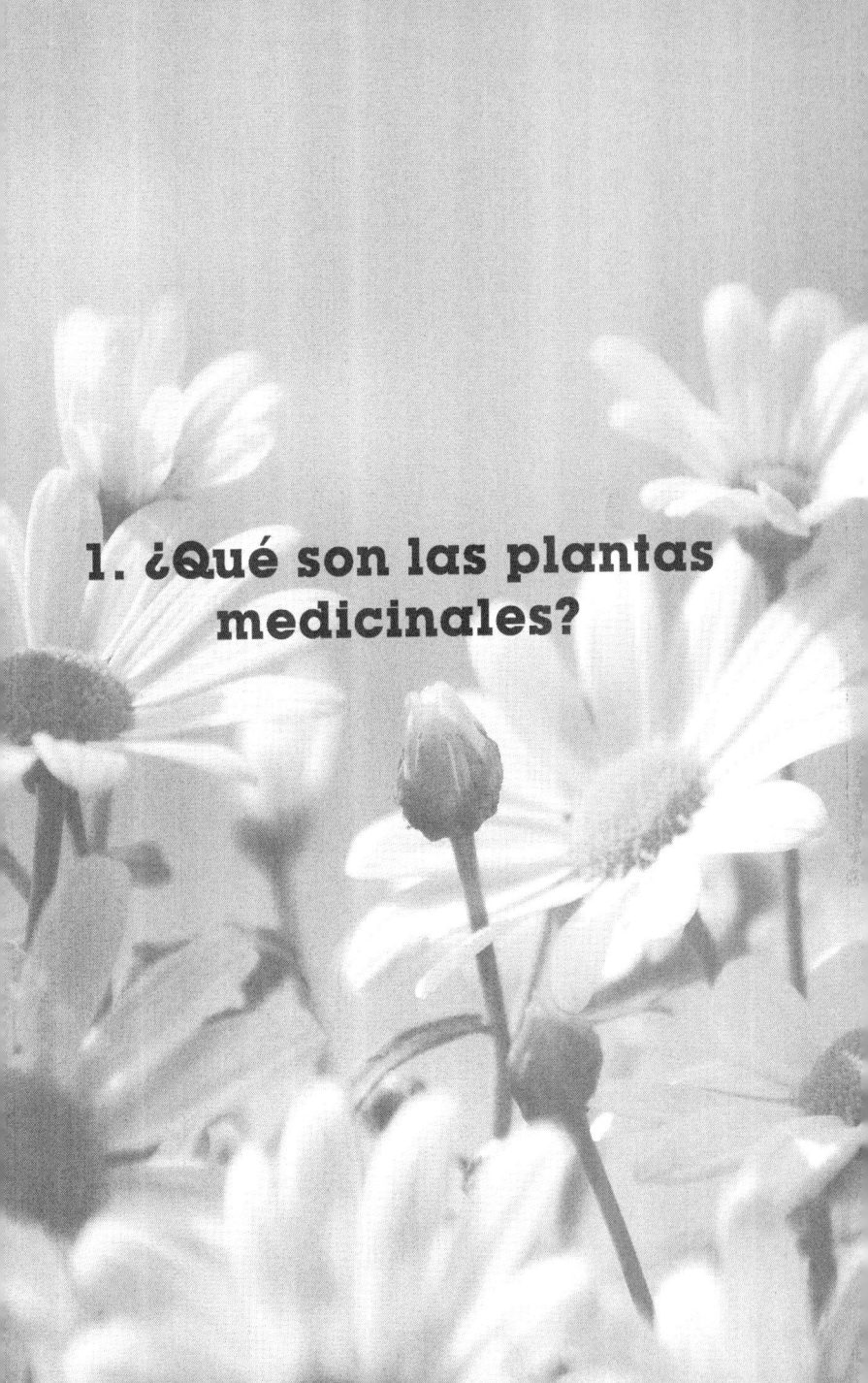

1. ¿Qué son las plantas medicinales?

Hasta hace unos pocos años, las farmacias no eran otra cosa que auténticos herbolarios donde se expedían tinturas, esencias, extractos y plantas para afrontar las más diversas enfermedades. La quinina, la reserpina, las mismas vitaminas sintéticas, tan habituales en los laboratorios farmacéuticos, no son más que copias moleculares perfectas de sustancias existentes en las plantas.

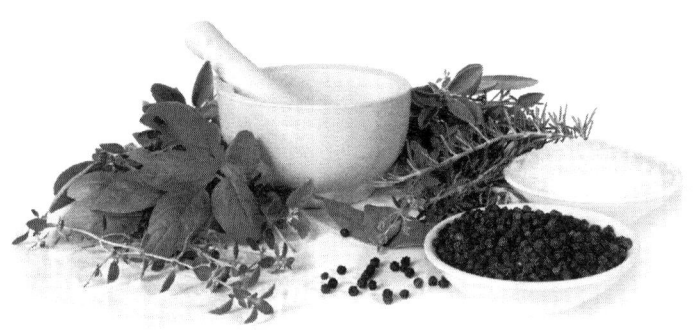

La fitoterapia ha sido la base de la curación en casi todas las grandes civilizaciones de nuestro planeta. Hipócrates, padre de la medicina, poseía en sus anotaciones más de un centenar de remedios basados en plantas como la manzanilla, el romero o el ajo. El romano Dioscórides disponía del estudio más completo de la Antigüedad sobre plantas medicinales, una auténtica joya ilustrada que detallaba las características de más de seiscientas plantas.

> **De materia médica**
>
> El libro *De materia médica* del romano Dioscórides ejemplifica el conocimiento histórico que el hombre tenía sobre la farmacología. Cirujano militar del ejército romano de Nerón, Dioscórides recogía plantas medicinales allí por donde pasaba. La suya es la primera obra sobre fitoterapia en donde el pensamiento científico expulsa los pensamientos no racionales.
>
> Escrito originalmente en griego, fue traducido en el siglo IX al árabe y al latín en el siglo XV. En 1518 fue traducido al español por el botánico Andrés de Laguna, médico del papa Julio III, que añadió sus propias fórmulas y sus propios comentarios.

Las plantas medicinales son aquellas que contienen principios activos que pueden utilizarse en la curación de enfermedades. Por tanto, pueden emplearse en el tratamiento de una afección. Las partes o extractos de estas plantas son utilizados en infusiones, ungüentos, cremas, comprimidos, cápsulas u otros formatos.

Las hierbas ofrecen respuesta a cualquier afrenta patológica que pueda presentarse, ya que actúan sobre el origen de la enfermedad, a la vez que sobre sus síntomas, constituyendo cada hierba un complejo de decena de principios y sustancias que se combinan entre sí con la delicadeza, la sabiduría y el poder curativo con el que sólo la naturaleza sabe dotar a sus creaciones.

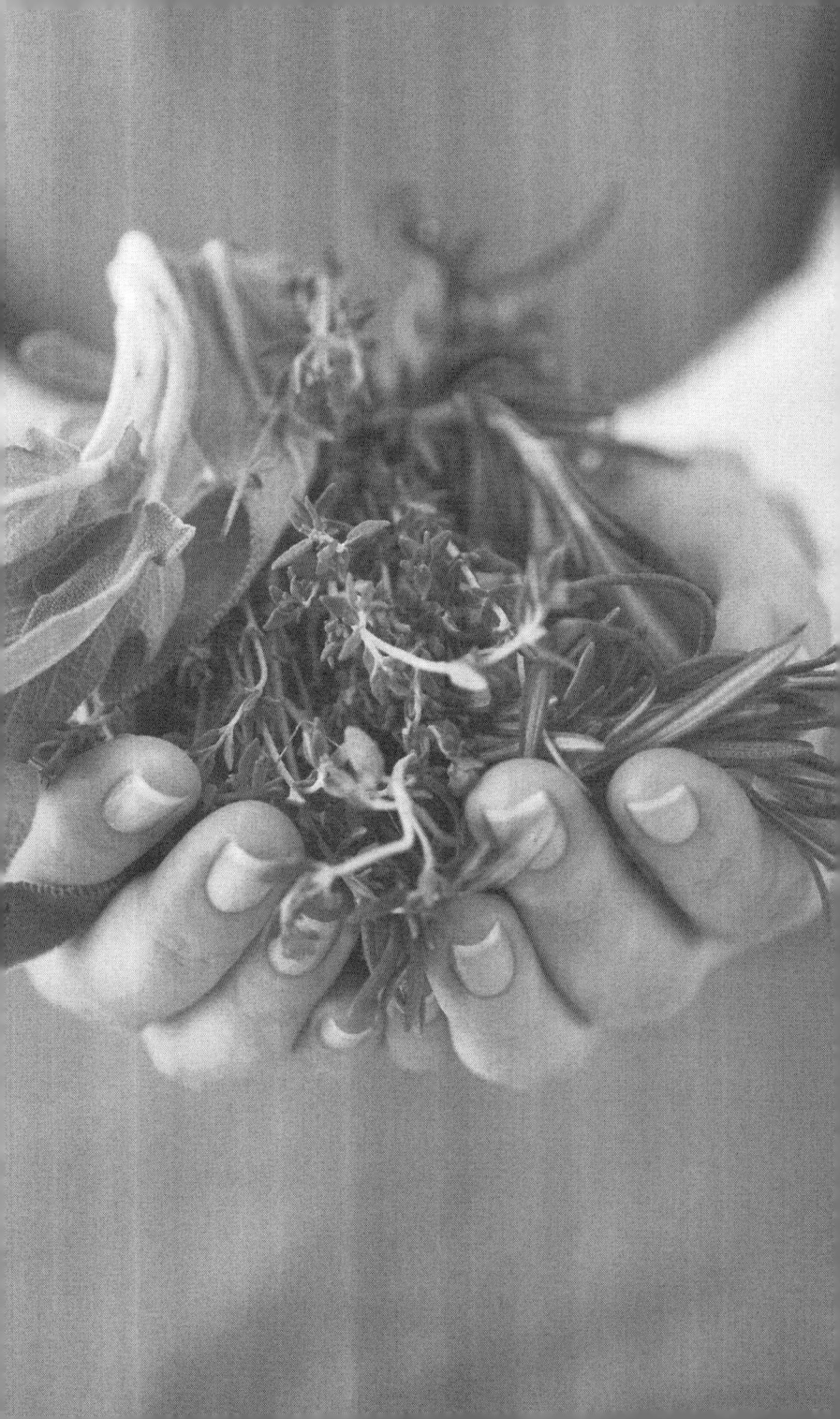

Modo de actuación

Las plantas medicinales poseen una gran cantidad de agentes activos. Los más importantes son los glicósidos, los alcaloides, los aceites esenciales, los flavonoides, los taninos, las saponinas y los principios amargos.

La mayoría de las plantas medicinales contienen muchas sustancias de efectos curativos que pertenecen a diversos grupos. Los agentes activos definen el ámbito de actuación e intervienen en nuestro organismo centrándose en determinados tejidos, órganos o funciones, fortaleciendo las defensas y favoreciendo su curación.

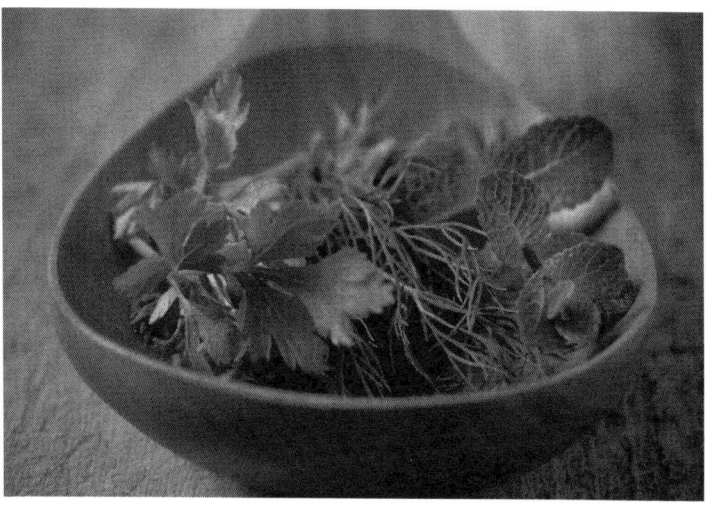

Las plantas medicinales de las que se extraen los aceites esenciales no sólo sanan el organismo físico, sino que también influyen en nuestros sentimientos y estados de ánimo. Su aroma puede levantar el ánimo, relaja y despeja, lo que puede contribuir a una curación más rápida.

Las plantas con taninos tienen efectos antiinflamatorios. La importancia de los taninos en el mundo vegetal es mucha, ya que las protege contra las heridas que sufren. De ahí que de los aceites esenciales de plantas con taninos se derivan ciertas propiedades:

❏ **Curación de heridas y cuidado de la piel:** Los taninos cumplen una función cicatrizante al acelerar la curación de las heridas y detener el sangrado.

❏ **Tratamiento de las hemorroides:** Por ejemplo, una decocción de corteza de roble podría utilizarse con esta finalidad.

❏ **Curación de las úlceras de la boca:** Las infusiones de hojas secas de fresa son muy astringentes y pueden servir para esta finalidad.

❏ **Tratamiento de garganta irritada:** La planta del aloe vera contiene muchos taninos y su jugo diluido en agua puede resultar muy adecuado para realizar gargarismos.

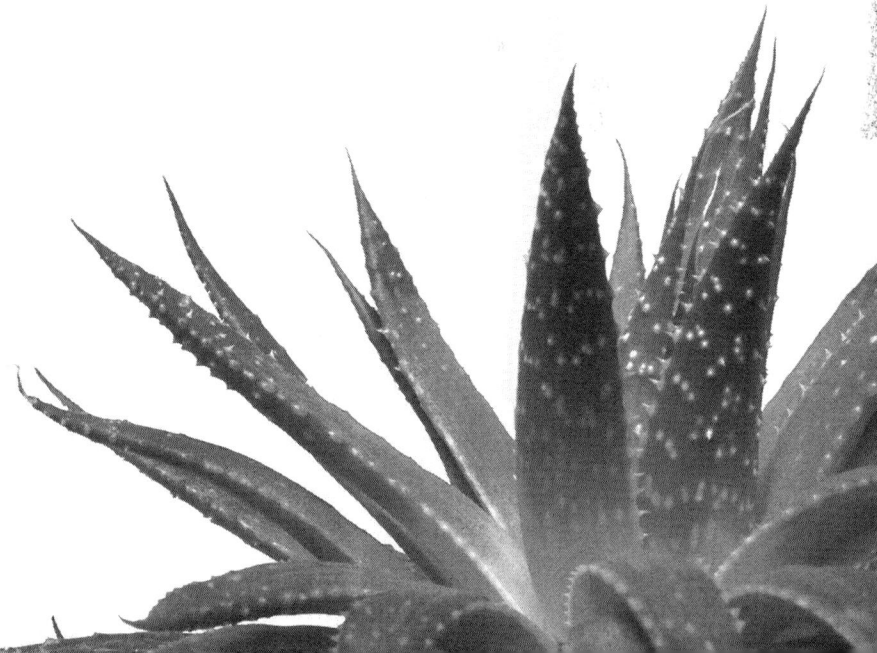

❏ **Detener una diarrea:** La acción astringente del algarrobo, la gayuba, el lentisco o los escaramujos de la rosa canina son muy adecuados para esta función.

❏ **Antioxidantes:** Los taninos son poderosos antioxidantes que detienen el proceso de envejecimiento de órganos y tejidos.

❏ **Antibacterianos:** Los taninos tienen función antibacteriana al impedir que los microorganismos puedan desarrollarse. La salvia y el aloe cumplen con éxito esta función.

❏ **Reducir el colesterol:** Los taninos reducen el colesterol al inhibir su absorción y expulsarlo a través de las heces. La uva y el aceite de oliva reducen los niveles del colesterol malo y triglicéridos y un aumento de colesterol bueno.

Una gran ventaja de las plantas con aceites esenciales es su reacción contra los microbios, así como su inocuidad en el tejido infectado. Las plantas medicinales y sus aceites no sólo actúan contra los microbios sino que también ayudan a sanar toda la zona adyacente, donde las bacterias pueden desarrollarse. Por ejemplo, los aceites que actúan contra el ácido úrico alivian de paso las molestias en las dolencias reumáticas.

Otra de las ventajas es que su efecto antiséptico no requiere de una aplicación prolongada o de recordatorio. Esto puede deberse a que no sólo combaten la infección sino que también movilizan las defensas del propio organismo.

Las plantas utilizadas con fines curativos también pueden tener efectos secundarios. Por eso no es recomendable la automedicación en ningún caso, si bien estos efectos no suelen ser graves.

❏ La administración prolongada de algunas plantas más allá de lo necesario puede producir irritación en el estómago, el intestino o los riñones.

❏ El uso de plantas medicinales diuréticas, laxantes o estimulantes, durante el embarazo debe hacerse bajo estricto control médico.

❏ Todos los aceites esenciales pueden causar algún tipo de irritación cutánea, especialmente en las personas sensibles. Los casos más frecuentes se dan con el anís, el eucalipto, la menta piperita, el tomillo, la canela y las esencias cítricas.

❏ La ingestión de hinojo, romero, salvia e hisopo puede desencadenar pequeños ataques epilépticos.

Plantas que no pueden faltar en su botiquín

Estas plantas que se describen a continuación tienen importantes efectos antibióticos y antiinflamatorios por lo que tienen una amplia gama de aplicaciones.

La ajedrea

Esta planta labiada tiene desde hace cientos de años una gran consideración. Hay dos tipos de ajedreas, la de jardín, que se emplea como condimento y la silvestre, de sabor más penetrante. Su poderoso efecto antibiótico la hace muy útil en el tratamiento de distintas enfermedades.

Es, además, un potente antiséptico, un estimulante general del organismo y un magnífico afrodisíaco. La ajedrea disminuye las flatulencias y los calambres en aquellas personas propensas a ellos. Además, abre el apetito y combate las diarreas a causa de su poder desinfectante. La prueba de todo ello es que numerosos digestivos contienen ajedrea entre sus componentes.

Se puede tomar como infusión. Para ello hay que verter un cuarto de litro de agua hirviendo sobre dos cucharaditas de la hierba, dejar reposar diez minutos y beber dos tazas diarias.

Debido a su efecto irritante en pieles y mucosas, el aceite de ajedrea no se debe usar sin diluir.

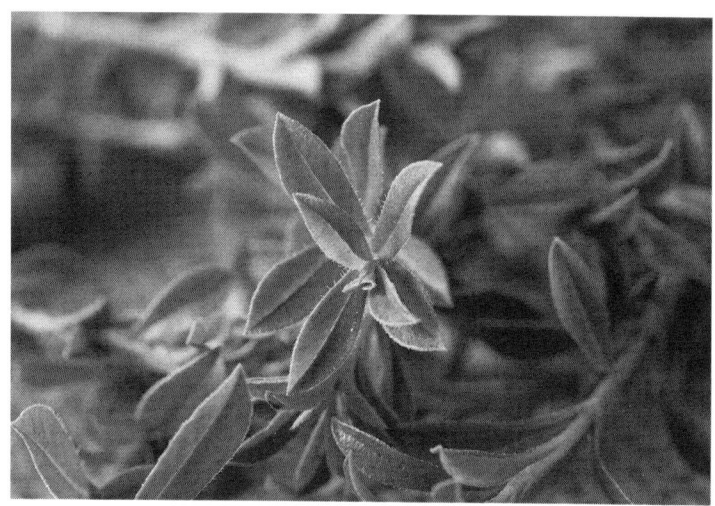

El ajo

Esta conocida planta medicinal se emplea como medicina y como condimento desde las primeras civilizaciones. No en vano es uno de los elementos de la medicina ayurvédica india, que lo considera una poderoso antibiótico que favorece el poder metabólico del cuerpo humano.

El ajo es un bulbo redondeado que contiene numerosos gajos llamados dientes. Sus hojas son radicales, largas, alternas, y comprimidas. Del centro de las hojas surge el tallo rojizo que crece unos 40 cm y en cuyo extremo se desparraman las flores. Al florecer, el tallo se encorva y las flores se entremezclan con los bulbos.

Existen más de 200 compuestos químicos en el ajo. Entre ellos destacan aquellos que le dan un gran poder antioxidante que se encargan de eliminar las toxinas de nuestro organismo. También tienen un gran poder para reducir el colesterol y por consiguiente reducir riesgos de infarto.

El ajo crudo tiene un efecto notable sobre el aparato circulatorio, pues regula los lípidos sanguíneos, depura la sangre y tiene acción anticoagulante. Es importante para prevenir alergias y afecciones de carácter genitourinario. Estimula y desinfecta el intestino, y apacigua las encías inflamadas y sangrantes.

Por si esto no fuera poco, también se le atribuyen propiedades beneficiosas para las infecciones, el asma, la artritis y para la falta de apetito.

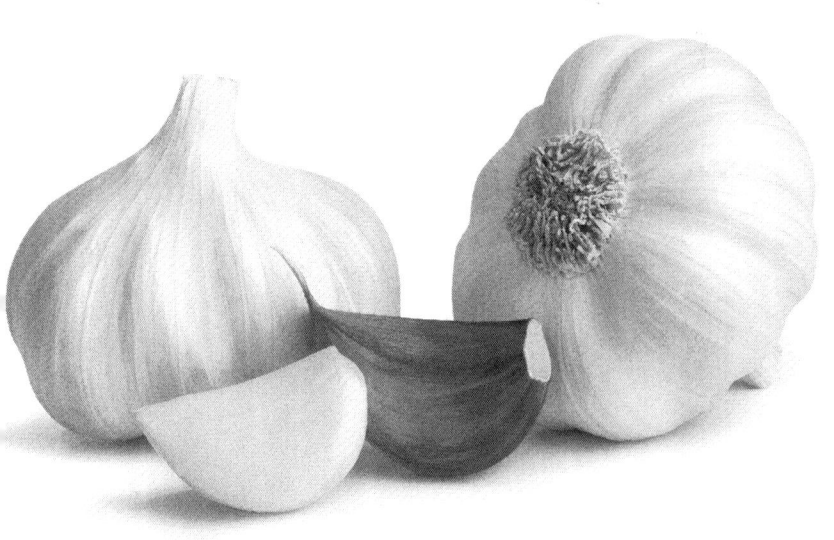

Puede tomarse de todas las formas imaginables. Puede obtenerse en tintura –que resulta ideal para aquellos que se resisten a masticar un ajo. Se puede restregar sobre una tostada de pan y añadir un poco de aceite, se puede machacar y dejar macerar con limón, etc.

La cebolla

La cebolla contiene una gran cantidad de vitaminas, oligoelementos y minerales.

Sus efectos son diuréticos, estimulantes del apetito y de la digestión. También es expectorante, antialérgica, antiséptica y antibiótica. La cebolla ayuda a reducir la presión arterial y los niveles de colesterol en la sangre. Es muy útil en los casos de bronquitis, asma y molestias en el aparato digestivo, riñones y vejiga.

❏ El jugo se extrae rallando o usando una máquina exprimidora, se toma varias veces al día, la primera en ayunas, en caso de lombrices, o problemas estomacales y diuréticos.

❏ Frotarse el cuerpo cabelludo con su jugo evita la caspa. El jugo de cebolla mezclado con el de un limón y dos cucharadas de miel, bebido caliente, es un excelente remedio contra la tos, catarro, asma y bronquitis.

❏ Además del jugo aplicado directamente es eficaz para heridas abiertas y supurantes.

❏ Rallar la cebolla y añadirle una cucharada de miel. Este preparado es muy útil para las afecciones respiratorias. Tomar una cucharada dos horas antes de la ingesta de alimentos.

❏ Las cebollas crudas machacadas, preparadas en forma de cataplasma tienen un efecto inmediato en las inflamaciones del vientre, la garganta o aplicadas sobre la mejilla para los dolores dentales.

❑ Las cebollas machacadas y mezcladas con miel de abejas y barro hacen madurar los granos infectados. También es un tratamiento muy útil para reumatismo, gota, luxaciones, magulladuras, etc.

❑ Antes de acostarse puede comerse una cebolla cruda para superar el insomnio. Las cebollas, ya sean crudas o cocidas, previenen el cáncer, enfermedades infecciosas, el estreñimiento y las náuseas. La cebolla cruda en ensaladas cura la tuberculosis, la sífilis y previene la hidrofobia.

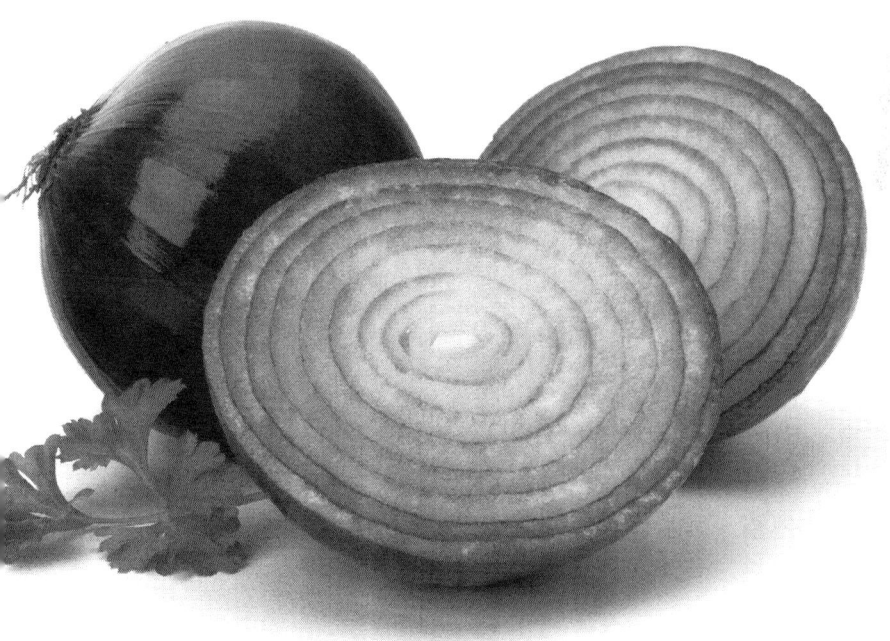

El clavo

El clavo es un árbol tropical originario de Indonesia. Sus flores son usadas como especia en muchos lugares del mundo y por su peculiar aroma es llamado clavo de olor. Los beneficios del clavo son muchos, pero básicamente se emplea para aliviar el dolor ya que posee propiedades analgésicas y antiinflamatorias.

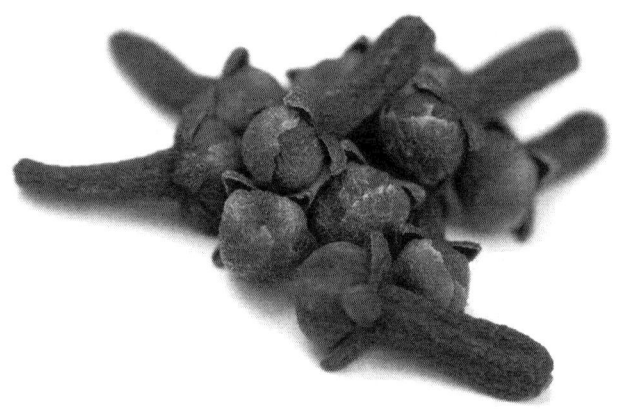

La aplicación más conocida es la antiséptica pero también tiene otros muchos recursos, como aliviar el ardor de estómago, prevenir las náuseas o mejorar la digestión.

Cabe mencionar su influencia en estos tratamientos:

❑ **Aerofagia:** El aceite de clavo resulta muy útil cuando la persona acumula gases en el aparato digestivo. Para evitar esta molesta situación debe tomar una infusión con una cucharada de clavos en un litro de agua tres veces al día, siempre después de las comidas.

❏ **Estimular el apetito:** El clavo estimula la digestión en aquellos casos relacionados con la anorexia o la falta de apetito. Basta con disolver un par de gotas de esencia de clavo en un vaso de agua y tomarlo antes de cada comida.

❏ **Evitar los mareos:** El tratamiento consta de un par de gotas de su esencia disueltas en un vaso de agua antes de emprender un viaje.

❏ **Tratamiento contra la diarrea:** El clavo tiene propiedades astringentes por lo que su ingesta diluida normaliza el tránsito intestinal.

❏ **Combatir los gusanos intestinales:** Las propiedades vermífugas del clavo favorecen la expulsión de los gusanos al tomar una infusión tres veces al día.

❏ **Enfermedades respiratorias:** Sus propiedades antibacterianas y antiinflamatorias combaten las enfermedades respiratorias más comunes, como la bronquitis, los resfriados y la tos.

El eucalipto

El eucalipto es un árbol originario de Australia, pero hoy en día se cultiva en todo el mundo. Sus hojas perennes y su aceite esencial se usan en todos los países con fines terapéuticos. Sus numerosas cualidades estimulantes le otorgan un papel importante dentro de las plantas medicinales.

Las hojas se emplean con fines médicos en forma de tisana. Sin embargo es más frecuente el uso esencial para fricciones, inhalaciones y para favorecer la digestión.

El empleo de su aceite esencial sobre los pulmones desinfecta, inhibe la formación de mucosidad o las diluye, suaviza la tos y la bronquitis. Es muy adecuado para catarros, gripe, anginas, resfriados y todo tipo de enfermedades infecciosas, como el sarampión o la escarlatina. También se emplea para cicatrizar úlceras y heridas mal curadas y para depurar la sangre en todo tipo de infecciones.

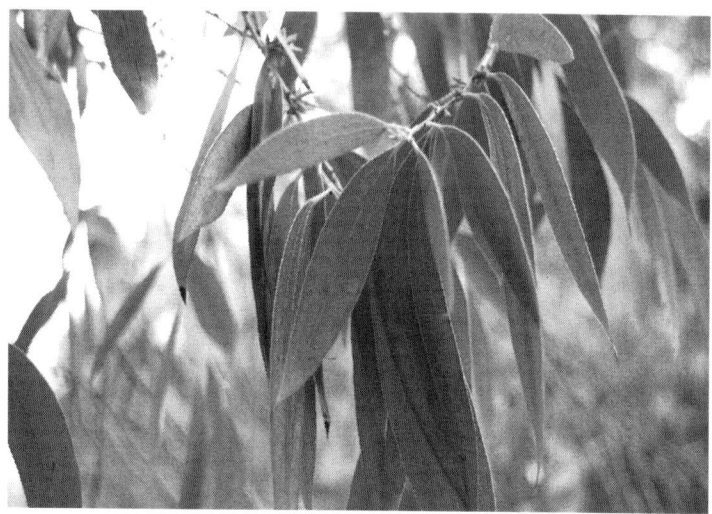

❏ **Cabello:** Alivia la sequedad. En champús y cremas de enjuague a base de eucalipto, alivia la sequedad y los picores del cuero cabelludo.

❏ **Estimulante emocional:** Gracias al poderoso aroma balsámico de sus hojas, otorga sensaciones reconfortantes y de relax. Además, estimula los sentidos y despeja la mente. Por ello, es uno de los elegidos por la aromaterapia.

❏ **Combate la tos:** El té de eucalipto (3 cucharaditas de hojas en 1/4 litro de agua) reduce la formación de mucus en los bronquios y hace más fluidas las secreciones. Además, ayuda a combatir la tos y los estados febriles, por sus propiedades balsámicas y estimulantes.

❏ **Es estimulante:** Es broncodilatador (dilata y relaja los bronquios para permitir el correcto flujo de aire).

❏ **Poder cicatrizante:** En uso externo, es cicatrizante de heridas y enfermedades de la piel como eczemas.

❏ **Expectorante:** El aceite diluido en uso interno o en vahos, posee propiedad expectorante (elimina el exceso de mucus de las vías respiratorias), y alivia afecciones de garganta y laringe; además de ser un antiséptico de las vías respiratorias. En esta modalidad, se puede combinar también con tilo y manzanilla.

❏ **Para diabéticos:** Sus hojas en infusión ayudan a reducir el azúcar en la sangre. Se recomienda utilizarlo sin excesos, no más de una taza de infusión al día.

❏ **Antiparasitario:** Tanto la decocción de las hojas como el aceite esencial, expulsan parásitos intestinales.

❏ **Propiedad desinfectante:** El aceite esencial se utiliza en el tratamiento de infecciones por piojos.

❏ **Antiséptico de las vías urinarias:** Ayuda a combatir o prevenir infecciones, inhibiendo el crecimiento y la reproducción de bacterias, hongos y virus que las ocasionan. Se deben tomar una a dos gotas de aceite esencial dos veces al día como antiséptico de vías urinarias.

❏ **Para purificar el aire:** Es muy utilizado para purificar el aire y como repelente de insectos.

❏ **Afecciones musculares y esqueléticas:** Como relajante y analgésico. Para afecciones musculares se hacen fricciones con cuatro gotas de aceite esencial en 100cc de aceite de almendras dulces. Se debe friccionar dos veces al día en las zonas afectadas.

A tener en cuenta

Las infusiones de eucalipto no tienen efectos secundarios. Sin embargo, el potente aceite no debe emplearse en caso de hipertensión y epilepsia. También se debe evitar su ingestión en caso de inflamaciones en la zona del estómago, intestinos y vesícula biliar, así como de enfermedades hepáticas graves, ya que puede dar síntomas como diarrea, vómitos y náuseas.

La lavanda

Se trata de una planta mediterránea que se encuentra en terrenos áridos y pedregosos que puede alcanzar el metro de altura. Sus hojas son lineales, lanceoladas, con tallos largos. Cada espiga contiene un número variable de flores muy perfumadas.

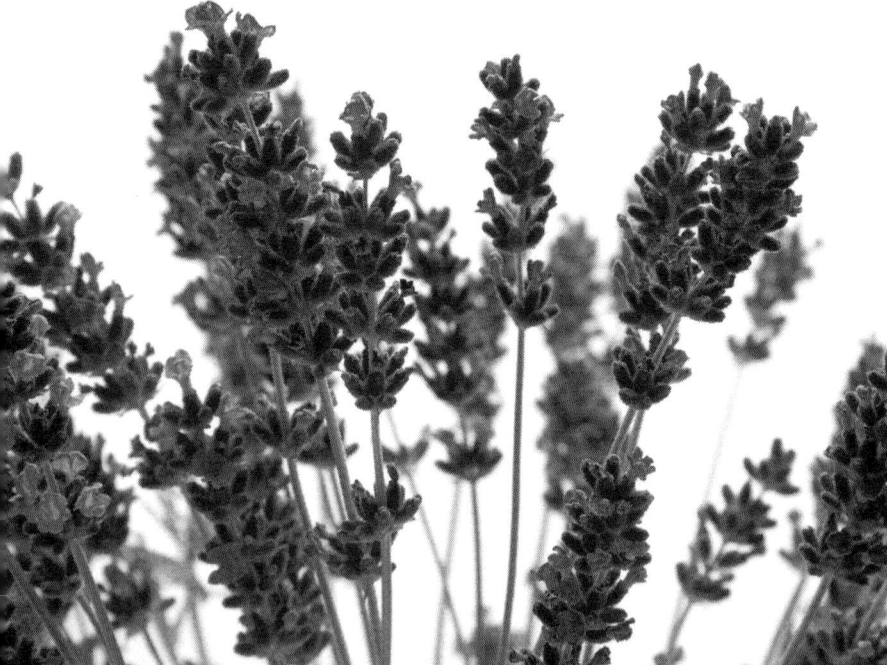

Sus aceites esenciales activos le otorgan propiedades antisépticas para calmar las migrañas. Además tiene propiedades cicatrizantes, diuréticas, combate los dolores musculares y artríticos y sedantes.

❏ En su uso interno es muy útil en todo tipo de trastornos nerviosos (ansiedad, dificultad para dormir y palpitaciones); malestares estomacales; trastornos menstruales; catarros, resfriados y bronquitis.

La infusión se prepara con una cucharada de vegetal por un litro de agua recién hervida: beber una taza tres veces al día. Para vahos (inhalaciones) preparar una decocción o cocimiento con una cucharada del vegetal para un litro de agua, calentar hasta ebullición y luego inhalar varias veces mientras el vapor se desprende.

❏ En su uso externo se emplea en los dolores reumáticos. Para baños se preparan entre dos y cinco cucharadas de flores por 20 litros de agua caliente. Sus efectos son: antiespasmódico, carminativo, sedante, balsámico, antiinflamatorio.

Hay que tener cuidado cuando se usa junto a medicamentos antidepresivos y sedantes.

El limón

El limón es una fruta con propiedades bactericidas y antisépticas que activa las defensas del organismo. Se trata de una las plantas frutales más conocidas. Son árboles perennes que llegan a medir tres metros de altura. Su tronco es grueso y sus hojas son dentadas, lanceoladas y acabadas en punta. Sus flores son blancas y con los bordes rosados.

Medicinalmente se emplea el fruto, el limón, generalmente en forma de infusiones, pero también en forma de zumo.

En cosmética se emplea la corteza para muchos productos cosméticos y de limpieza.

Es rico en vitamina C, calcio y potasio. Sus nutrientes contribuyen a la producción de glóbulos blancos, aunque también tiene propiedades antiulcéricas que eliminan la acidez gástrica. Es un estimulante del hígado y un excelente depurativo para tratar el reumatismo, la artrosis, la artritis, la gota o los cálculos de riñón. El limón mejora la circulación sanguínea, rebaja la hipertensión y combate la anemia, la obesidad y el insomnio.

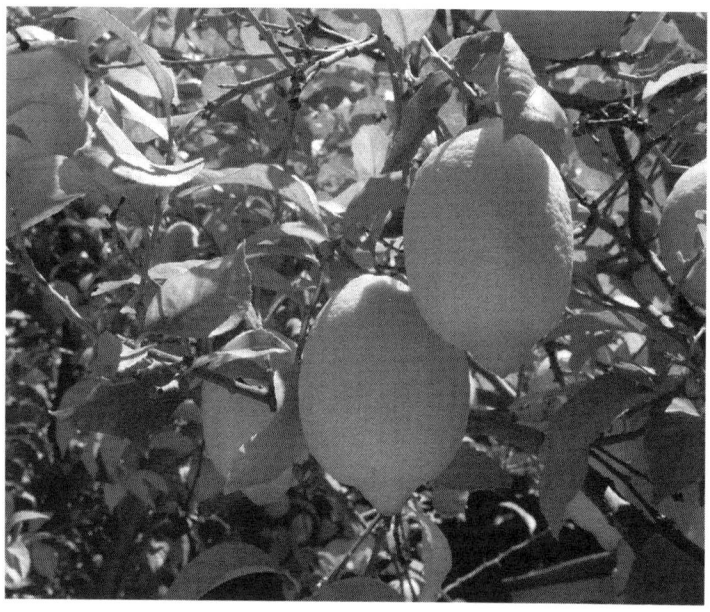

- La hoja de limón cura enfermedades y previene síntomas de resfriados, gripe y tos.
- Ayuda a reforzar el sistema inmunológico.
- Es bueno para combatir enfermedades como artritis, hipertensión y menorragia.

- Sirve como antioxidante.
- Alivia dolores de cabeza.
- Ayuda a combatir los radicales libres.
- Favorece la digestión.
- Es sedante.
- Alivia todo tipo de dolores estomacales.
- Ayuda a combatir el vómito y la diarrea.
- Es bueno para tratar el colesterol.
- Favorece la expulsión de los gases.
- Alivia los cólicos abdominales.
- Se le da el uso medicinal a las hojas del limón para purificar la sangre.
- Alivia dolores menstruales.
- La hoja de limón sirve para conciliar el sueño.
- Calma los nervios.
- Es refrescante y tiene un buen sabor para nuestro paladar.
- Las hojas también son útiles para dar sabor o un poco de aroma a sus platillos.

La manzanilla

La manzanilla es una planta de amplio uso. Adaptada a los climas cálidos, es una de las infusiones más empleadas en el mundo, ya sea para tomarla bebida, aplicada directamente sobre la piel o incluso como enjuague bucal.

Por su condición de protectora de la membrana gástrica, es muy adecuada para las afecciones vinculadas con el aparato digestivo. También es muy adecuada en los casos de úlcera gástrica, gastritis, cólicos etc. La manzanilla estimula la producción de bilis y protege el hígado de cualquier infección.

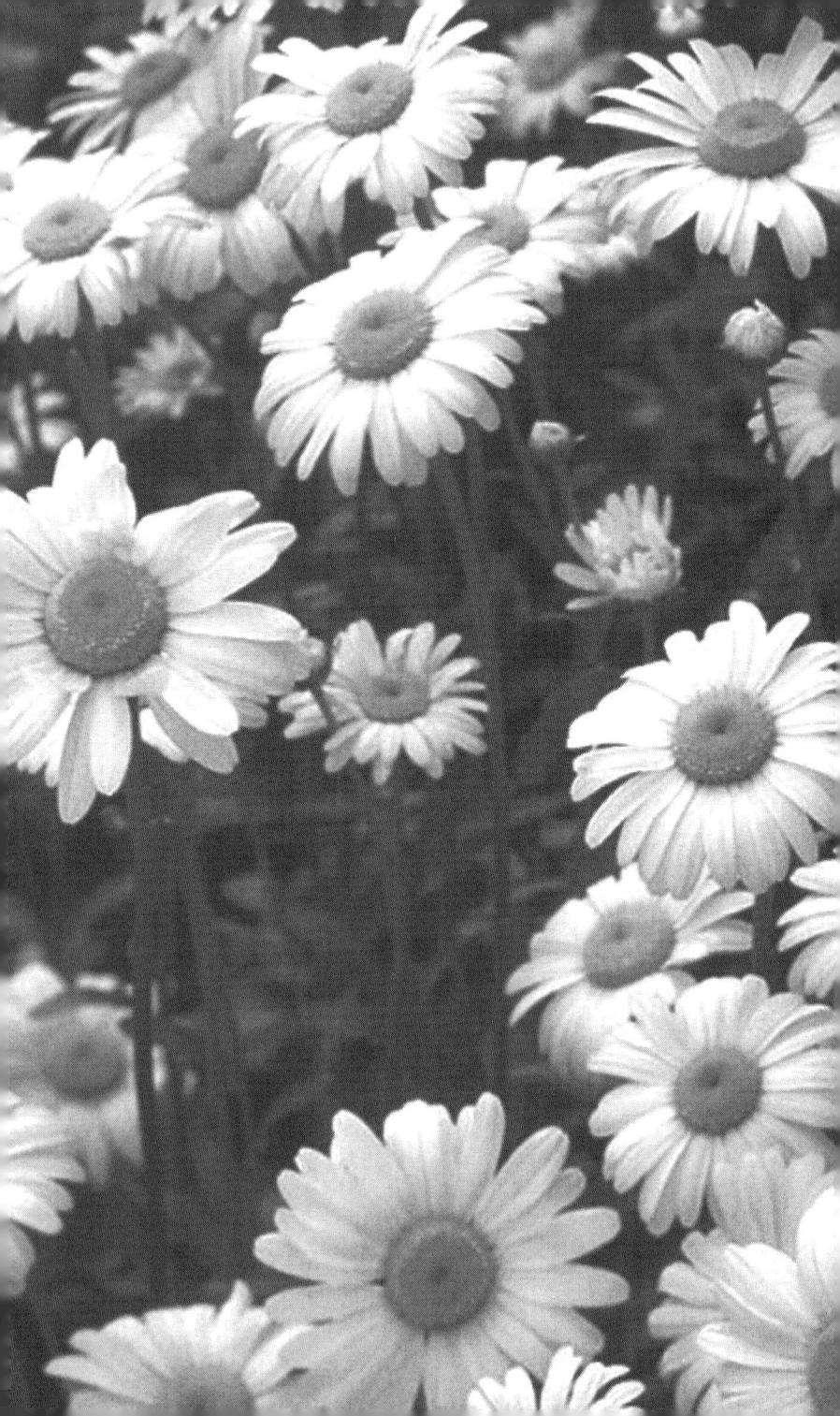

Sugerencias de empleo de la manzanilla

- Infusión: Recomendado para las jaquecas, trastornos digestivos varios y como remedio sedante. Se pone una cucharadita de flores en una taza de agua hervida y se deja en reposo diez minutos. La dosis es de tres o cuatro tazas al día de infusión caliente.
- Lavados, compresas y gargarismos: En los casos de heridas y afecciones oculares. Los gargarismos son para las afecciones de la garganta y la laringitis. Se hierve medio litro de agua con dos cucharadas de flores. Una vez se ha dejado enfriar, se preparan las compresas empapando paños con el líquido. Los lavados y el gargarismo se hacen con el resultado de la cocción directa.
- Vahos e inhalaciones: Se recomienda en los casos de catarro nasal y obstrucción bronquial. Se colocan uno o dos puñados de flores en un tiesto con dos o tres litros de agua hirviendo y se aspira el vapor.

La salvia

Esta planta labiada, como otras plantas labiadas, se emplea también como condimento. Es una planta perenne de origen mediterráneo y crece en forma de arbusto. La salvia tiene propiedades estimulantes, activa la circulación de la sangre y equilibra el sistema nervioso. En cambio, está contraindicada para mujeres que están en plena lactancia o para personas en general con insuficiencia renal.

❏ La salvia tiene propiedades antiinflamatorias que ayudan en los dolores musculares, problemas de artritis y reumatismo, etc.

❏ La planta de salvia tiene propiedades astringentes.

❏ Los efectos de la salvia en infecciones de garganta son ampliamente conocidos debido a sus propiedades antisépticas.

❏ Otra propiedad de la salvia es su efecto antiespasmódico, pudiendo así ayudar con problemas de espasmos musculares y estomacales.

❏ La salvia sirve para combatir bacterias y virus debido a sus potentes propiedades antibacteriales y antivirales.

❏ Otro beneficio importante de la salvia es su alto contenido de vitamina A y C.

❏ Un té de salvia tomado regularmente también sirve para fortalecer el sistema inmunológico.

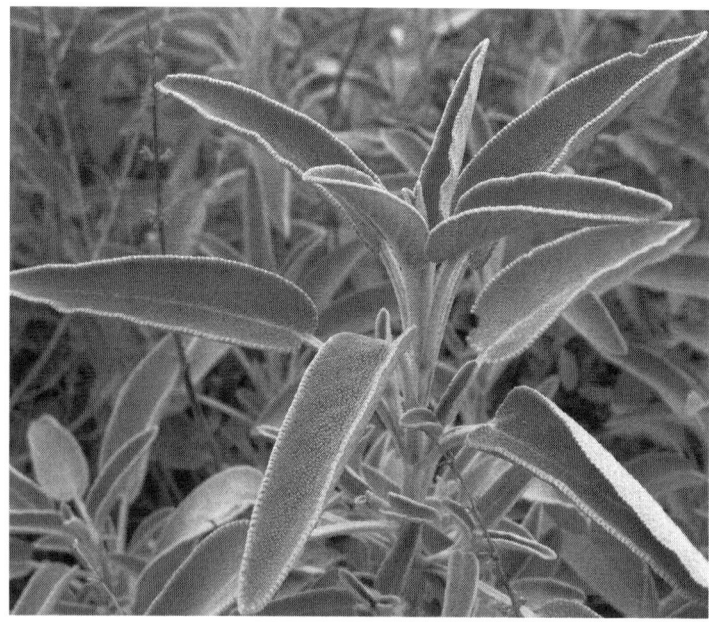

❏ Debido a todas sus propiedades, la salvia es excelente para aliviar problemas digestivos y respiratorios.

❏ Los compuestos presentes en la salvia ayudan a controlar el azúcar en la sangre.

❏ La salvia también tiene propiedades desecantes que evitan la sudoración excesiva.

Preparar un té de salvia

Para preparar un té de salvia sólo hay que incorporar 15 gramos de la planta seca a un litro de agua hirviendo y dejar hervir unos tres minutos. Luego se deja reposar unos cinco minutos más y se añade zumo de limón. Se puede endulzar esta infusión con una cucharada de miel o bien añadir un poco de estevia.

La infusión puede tomarse fría o caliente, mejor en ayunas por la mañana. Es la forma más eficaz de eliminar grasas y toxinas del cuerpo humano.

El tomillo

El tomillo es un arbusto que crece hasta los 40 cm. Su tallo es leñoso y ramificado y tiene las hojas pequeñas y opuestas. Sus flores son pequeñas, rosadas o bien violáceas.

Es un poderoso antiséptico pero también tiene propiedades antiespasmódicas, estomacales, digestivas y expectorantes. El aceite de tomillo actúa inhibiendo la mayoría de bacterias de las heridas debido a su contenido en timol y carvacrol. Los resfriados y otras dolencias de las vías respiratorias y muy especialmente en casos de tos convulsiva se pueden aliviar con tomillo. También normaliza síntomas como convulsiones en el intestino y heces malolientes y calma las mucosas del estómago y del intestino.

Las propiedades del tomillo son muchas:

❏ Es un digestivo excelente.

❏ Tiene propiedades carminativas, es decir, que ayuda a expulsar parásitos del cuerpo.

❏ Ayuda a reducir gases estomacales.

❏ Tiene propiedades expectorantes, mucolíticas y antisépticas.

❏ Debido a estas tres propiedades, es un eficaz y potente preventivo y remedio para resolver problemas respiratorios como asma, tos, catarros, gripes, etc.

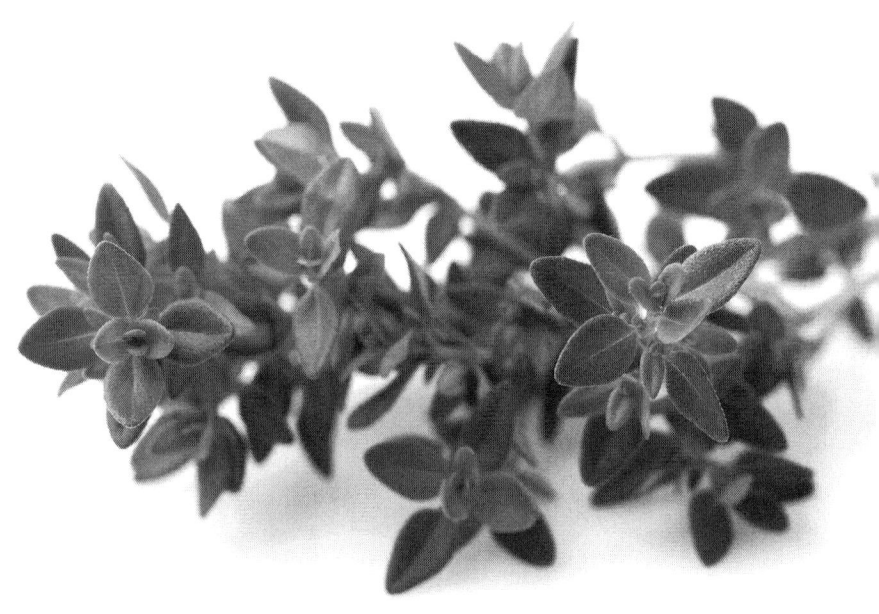

❏ Su poder antiséptico es muy útil incluso en heridas abiertas.

❏ Ayuda a combatir la caspa debido a que purifica la piel y ayuda a eliminar hongos.

❏ Útil para tratar problemas de aftas o gingivitis.

❏ Debido a sus propiedades antimicóticas y antisépticas, es muy útil para tratar todo tipo de infecciones, ya sea vaginales (como la cándida), de la piel, del sistema digestivo, etc.

❏ Posee propiedades antirreumáticas debido a una sustancia llamada timol, presente en el tomillo.

❏ Es antiinflamatorio por lo que ayuda a reducir inflamaciones de la piel, de órganos internos, etc.

❏ Contiene una sustancia llamada naringenina, la cual favorece la circulación sanguínea y el sistema circulatorio.

❏ Es un gran antioxidante por lo que ayuda a combatir el envejecimiento y el deterioro prematuro de órganos y sistemas.

❏ Ayuda en caso de periodos menstruales desequilibrados, dolorosos o difíciles ya que es buen emenagogo.

❏ Ayuda a combatir migraña y conjuntivitis.

❏ Se usa para combatir parásitos intestinales.

¿Cómo se emplean las plantas medicinales?

Muchas plantas se usan de múltiples formas. Sus beneficios pueden proceder de las distintas formas de preparación. Pueden ser administradas de manera interna (vía bucal) o externa, aplicada sobre la epidermis (baño, cataplasma, compresa, emplasto, crema, pasta, polvo).

Por vía bucal se pueden preparar aceites medicinales, extractos, cocimientos, esencias, jarabes, etc.

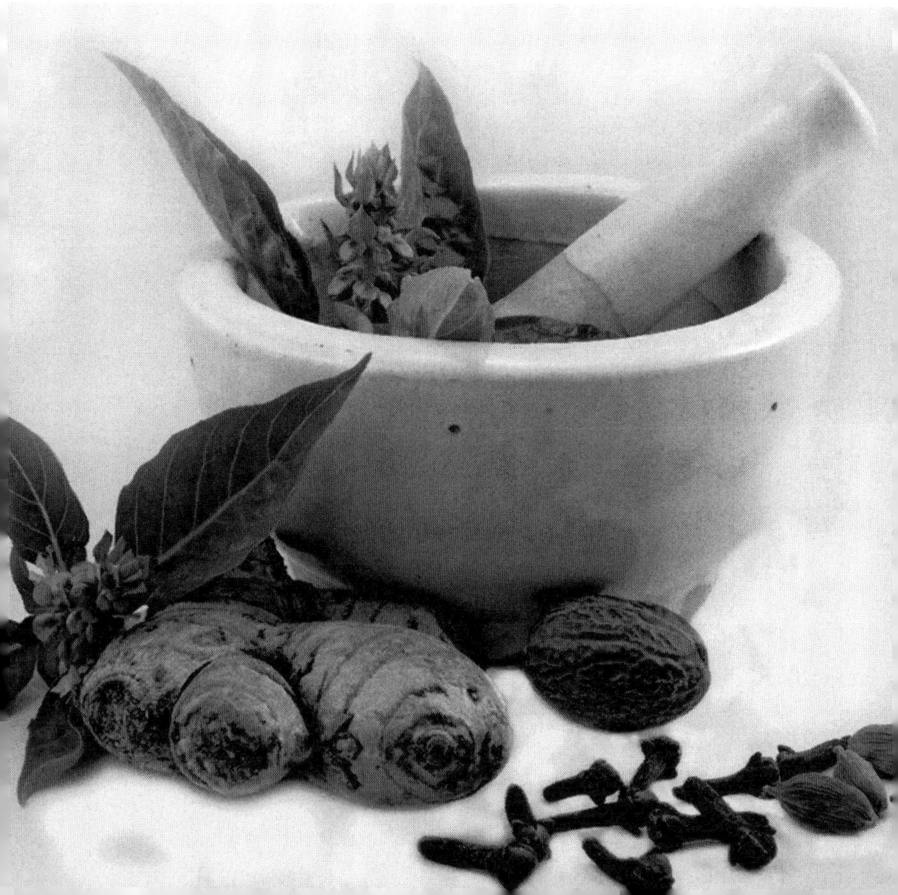

Cocimiento

Este procedimiento permite obtener los principios activos de las partes duras de las plantas, tales como raíces, tallos, cortezas, etc. En un recipiente se coloca la parte de la planta, agregando agua fría y luego se deja hervir a fuego lento entre cinco y diez minutos. Luego, se retira del fuego y se filtra en un colador o en una tela fina. Las aplicaciones pueden ser diversas:

❏ **Mediante enemas y lavativas:** Es la manera más eficaz para efectuar lavados de la sección terminal del sistema digestivo y para afecciones como el estreñimiento.

❏ **Gárgaras y enjuagues:** Estos métodos sirven para combatir las infecciones y las irritaciones de boca y garganta. El resultado del cocimiento debe dejarse enfriar y luego ponerlo en contacto con la parte afectada, sin tragarlo. Este enjuague debe hacerse varias veces al día.

❏ **Inhalaciones:** Sirven para descongestionar fosas nasales y así aliviar ataques de asma. Para este caso se emplean hierbas ricas en aceites esenciales, a las que se deben hacer hervir en un recipiente. Luego de retirarlas del fuego la persona debe exponerse al vapor, con la cara cubierta por una toalla.

❏ **Baños:** Las hierbas deben hervirse y, cuando el agua está tibia, se aplica el baño a la zona afectada. Este tratamiento sirve para tonificar el organismo y para relajarlo.

❏ **Compresas:** Pueden aplicarse de forma fría o caliente. Se cuece la hierba y se sumerge un paño limpio en el líquido frío o caliente. Al emplearlo caliente, las compresas se cambian en el momento en que estas se enfrían. Se utilizan para madurar abscesos, curar infecciones externas y aliviar problemas de la piel.

Infusiones

Es la manera más adecuada de obtener los principios activos de las partes suaves de las plantas medicinales. Normalmente se utiliza una parte de hierbas por un litro de agua. Se dejan las hierbas en un recipiente y se añade el agua hirviendo. Luego se tapa y se deja reposar entre cinco y diez minutos, se filtra y se cuela el resultado. Las infusiones pueden endulzarse con miel o estevia.

Jugo

El jugo es el producto líquido que se obtiene después de machacar la parte fresca de las hierbas recomendadas. Se machaca la parte fresca de la planta, se exprime y se cuela el jugo en un recipiente, utilizando una tela fina y limpia.

Maceración

Se mezcla la hierba en cuestión con cinco partes de agua y se deja reposar toda la noche. Este procedimiento consiste en dejar remover la hierba en agua hirviendo o bien en alcohol diluido.

La maceración puede ser utilizada internamente, tomando entre cuatro y cinco veces al día. También se puede usar en afecciones de la piel, aplicándolo de manera directa.

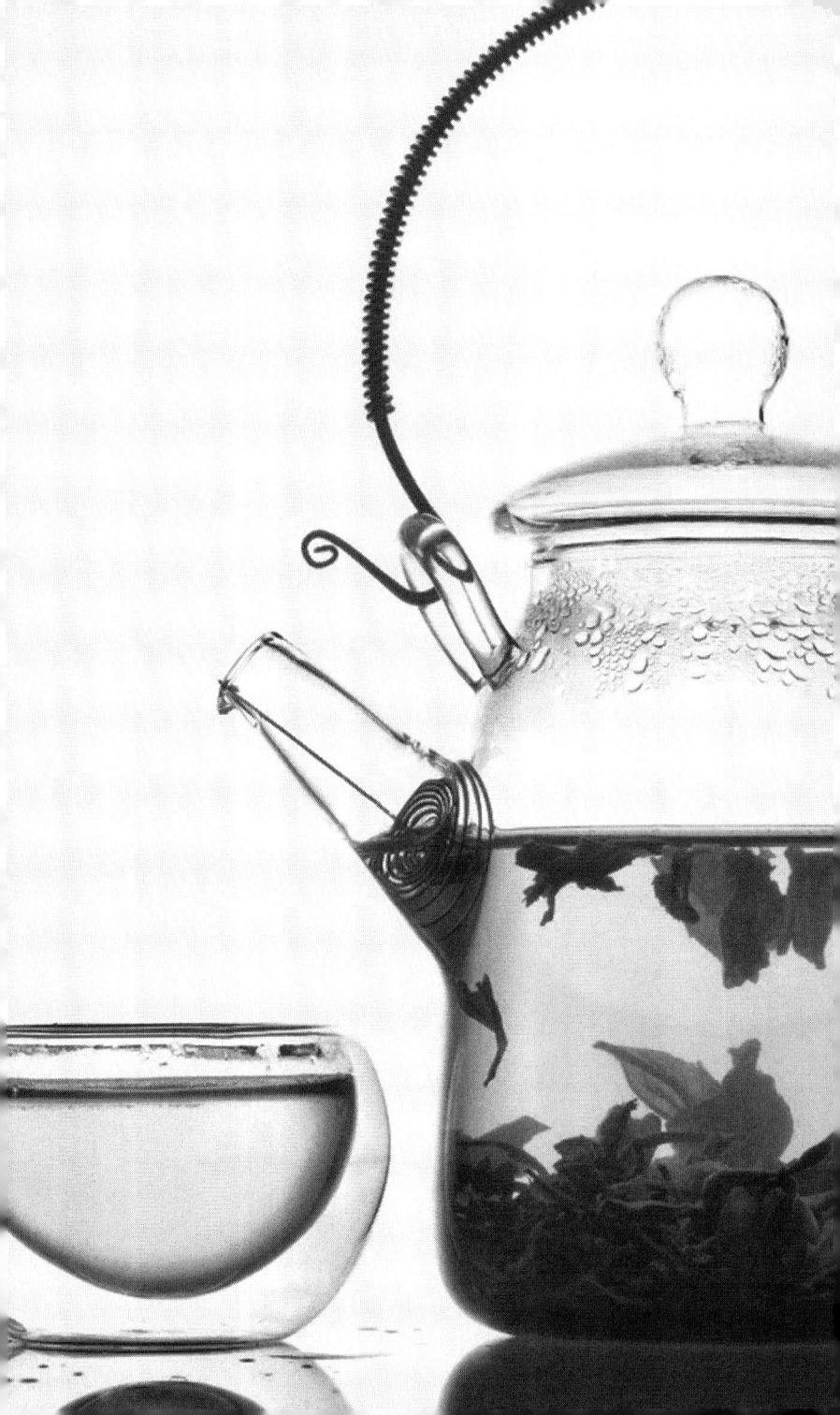

Mermeladas

Estos preparados son un método muy efectivo para recuperar la salud. Las mermeladas se hacen formando una pasta o polvo de unos ingredientes principales, cocinándolas con agua y añadiendo ghee, jarabe de azúcar y ciertas cantidades de hierbas y especies. Las más empleadas son las laxantes (que llevan aloe); las astringentes que sirven para combatir la diarrea; las fortalecedoras del fuego digestivo, que llevan jengibre; o las tonificantes de las vías respiratorias.

Hierbas preparadas con alcohol

Los preparados hidroalcohólicos tienen una parte de agua y otra de alcohol. Para llegar a ellos debe hacerse primero de todo un jarabe disolviendo seis partes de azúcar en cuatro de agua, calentando la mezcla a fuego lento. Luego, preparar un cocimiento o infusión de hierba y luego colarlo. Mezclar siete partes de la infusión con 1,5 partes de alcohol puro y 1,5 de jarabe. Filtrar el conjunto a través de una tela limpia y guardar en un recipiente de vidrio oscuro, bien cerrado. Este preparado puede conservarse así durante tres meses.

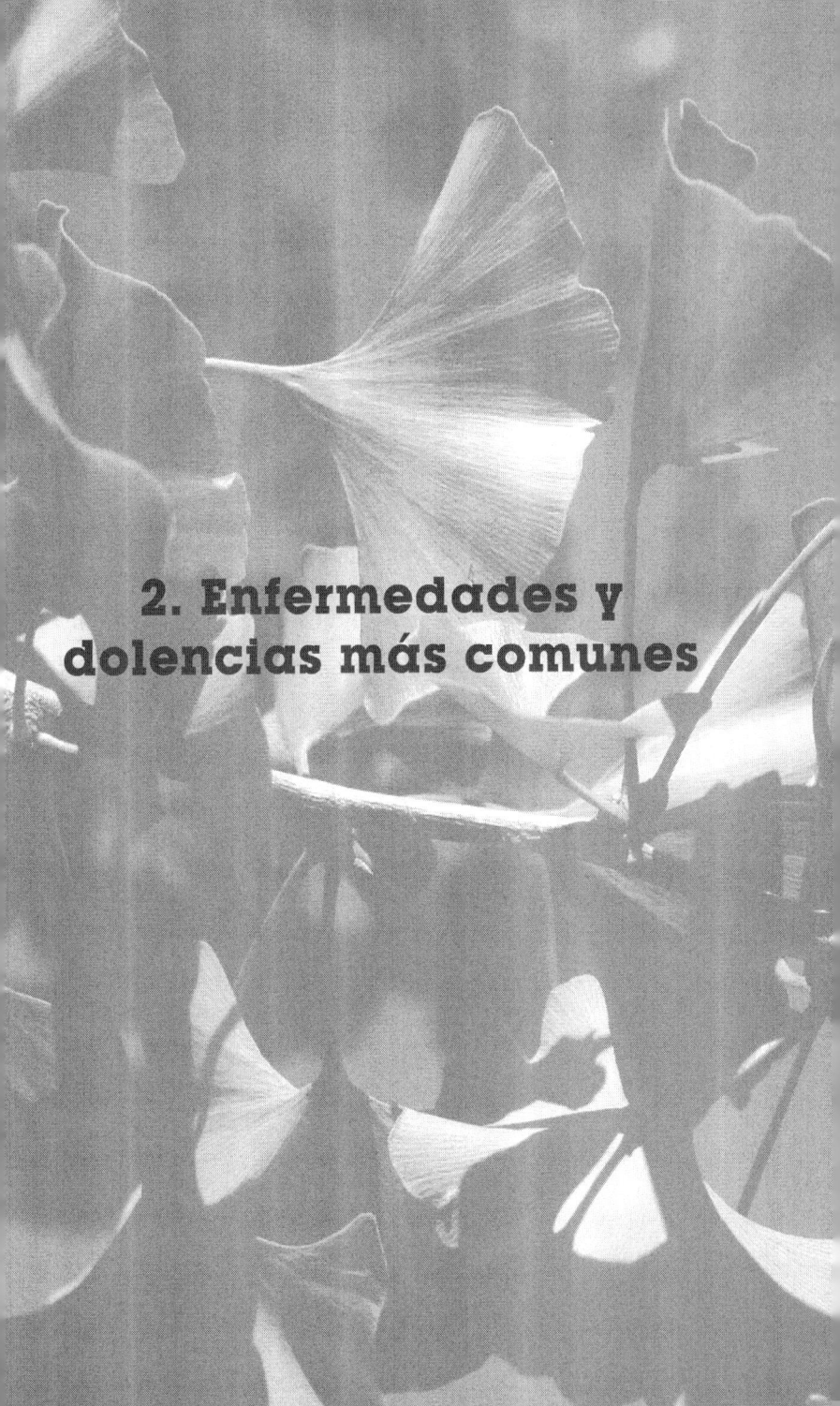

2. Enfermedades y dolencias más comunes

Las plantas medicinales y los aceites esenciales no pretenden reemplazar a los antibióticos sintéticos, pero pueden ser una gran alternativa para evitar el uso excesivo de estos.

Los principales ámbitos de aplicación de la acción antimicrobiótica de las plantas medicinales son las infecciones leves:

- Infecciones de las vías respiratorias (propiedades antiespasmódicas, expectorantes o antiinflamatorias).
- Infecciones de la piel.
- Infecciones del estómago y el intestino.
- Infecciones de las vías urinarias.

En todas las recetas que se ofrecen a continuación se dan las preparaciones y dosis adecuadas, tanto para elaborarlas con toda la planta como con aceites esenciales.

Ácido úrico

La acumulación de ácido úrico en el organismo es consecuencia directa de una dieta errónea a lo largo de los años, una dieta en la que suelen primar las carnes y los tóxicos alimentarios como el café o el alcohol.

El ácido úrico es una sustancia de deshecho del cuerpo que se crea a partir de la purina, un compuesto orgánico que forma parte de muchos de los alimentos de nuestra dieta diaria. Su exceso puede dar lugar a una enfermedad conocida como gota. Cuando los niveles de ácido úrico son muy altos se pueden formar unos cristales en las articulaciones dando lugar a los molestos síntomas de la artritis.

Para evitar esta enfermedad es necesario abandonar de inmediato los productos cárnicos. Las proteínas, no hay que olvidarlo, pueden obtenerse de muchos otros alimentos que no dejan residuos tras su asimilación, como quesos frescos, leguminosas, cereales, etc. De la misma manera, deberán evitarse los agentes bloqueantes de la eliminación renal, como el alcohol y ciertos fármacos como los derivados salicílicos.

Además, se deben evitar los azúcares refinados, como el azúcar, los helados, los caramelos, etc. También evitar los lácteos o, en todo caso, consumirlos desnatados y bajos en grasa.

A todo ello hay que añadir la ingesta de abundante agua para favorecer la función de los riñones y la eliminación de toxinas.

El enebro es la planta medicinal más indicada para acelerar el proceso de desintoxicación interna y combatir los desechos nitrogenados. De la misma manera, el arándano rojo también ayuda a eliminar el ácido úrico. Suele prepararse una bebida o infusión con un cuarto de taza de arándanos por cada litro de agua, hirviendo durante tres minutos y dejar reposar antes de beber. Es recomendable colar el preparado antes de su ingesta.

El enebro

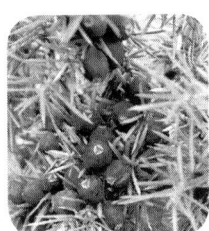

El enebro (*Juniperus communis*) tiene un sinfín de propiedades, pero entre ellas se le han atribuido efectos contra la gota, carminativos, sudoríficos, y protector de la arteriosclerosis.

Es una planta originaria del hemisferio norte, especialmente en Europa y América. Es arbustiva, frondosa, que puede alcanzar los 5 m de altura. Sus hojas son lineales, dispuestas en grupos de tres y de un tono verde brillante. Posee tanto flores masculinas como femeninas y su fruto es una baya carnosa, aromática, agridulce, que tarda tres años en madurar y en su juventud es de color verde que se va oscureciendo hasta volverse de un color negro azulado.

Infusión: Utilizar veinte gramos de enebro por cada litro de agua. Tomar la infusión una taza tres veces al día. Otra manera es poner en infusión una cucharadita de té de bayas secas trituradas en una taza de agua hirviendo, durante unos diez minutos y tomar tres veces al día.

También puede emplearse el agua de cebolla para frenar el ácido úrico, ya que tiene un alto contenido en azufre, que destruye los radicales libres.

Es conveniente realizar una comida al día, preferentemente a base de patatas asadas y manzanas crudas, hasta que la enfermedad remita. Ambos productos tienen la virtud de neutralizar la acidez del organismo, circunstancia que acompaña y agrava al enfermo de ácido úrico. También puede favorecerle el arroz integral, ya que es desintoxicante.

Acidosis metabólica

Con este término se designa una afección que se caracteriza por la presencia de un exceso de ácido en los líquidos corporales. Se produce tras años de nutrición defectuosa y una ingestión excesiva y continuada de productos químicos. En este caso, los riñones y el hígado son incapaces de filtrar los tóxicos, lo que acarrea un envenenamiento general y una grave pérdida de sales minerales.

El exceso de proteínas es metabolizado por el organismo una vez cubiertas sus necesidades esenciales.

La acidosis se clasifica en respiratoria y metabólica.

❏ **Acidosis respiratoria:** Sucede cuando hay un exceso de dióxido de carbono en el organismo y surge cuando el organismo no tiene la capacidad de eliminar la suficiente cantidad de dióxido de carbono a través de la respiración. Las causas más comunes pueden ser lesiones torácicas, una enfermedad pulmonar crónica, deformaciones en el tórax, la debilidad en los músculos torácicos o bien un exceso en el uso de sedantes.

❏ **Acidosis metabólica:** Se produce cuando hay una producción excesiva de ácido o los riñones son incapaces de eliminar suficiente ácido del organismo. Este tipo de acidosis puede ser diabética (con acumulación de cuerpos cetónicos), hiperclorémica (causada por la pérdida de bicarbonato de sodio) o bien láctica (con acumulación de ácido láctico). Las causas van desde la ingesta excesiva de alcohol a la hipoglucemia, pasando por una enfermedad renal o la deshidratación.

Dependiendo de los niveles de desequilibrio presentes, la acidosis puede manifestarse con numerosos y diversos síntomas. Los síntomas leves son:

- Falta de energía, agotamiento, fatiga crónica, cansancio.
- Estrés, irritabilidad, nerviosismo, depresión, ansiedad.
- Caries.
- Molestias óseas y articulares.
- Sistema inmunológico debilitado.

Estos son los síntomas de una acidificación más severa:

- Hiperventilación, respiración profunda y agitada.
- Vómitos y desórdenes gástricos.
- Vasodilatación periférica.
- Arritmias.
- Fallo cardíaco.
- Edema agudo de pulmón.
- Pérdida de la consciencia.

Las consecuencias de esta enfermedad son importantes: artritis, migrañas, lumbagos, reumas, cálculos, estreñimiento o anemia.

Para combatirlo se impone una alimentación natural, sin toxinas ni purinas. A la hora de expulsar las toxinas acumuladas es recomendable tomar tres tazas diarias de grama, preferentemente en ayunas media hora antes de cada comida. También los berros crudos son indispensables, ya que poseen un alto valor depurativo. Una de las frutas que tiene la virtud de expulsar los ácidos acumulados es la uva, por lo que, en caso de padecer acidosis, es recomendable tomar un buen plato de uva diariamente o bien un zumo.

La grama común

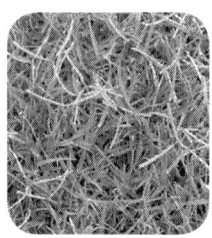

Las gramas son las raíces del trigo rastrero (*Elytrigia repens*), que crece en terrenos húmedos y paredes de los estanques, y la grama oficial (*Cynodon dactylon*), muy habitual en Europa. Es una planta refrescante, diurética y purificadora de la sangre y es por ello que está especialmente indicada en las enfermedades de los riñones o bien cuando se produce retención de líquidos en el organismo.

Las propiedades de la grama común son:

- La grama tiene propiedades depurativa, laxante y diurética.
- Se usa contra las piedras en los riñones, vías urinarias: ureteritis, uretritis, oliguria, urolitiasis y en afecciones de vesícula e hígado (distonías biliares, colecistitis, hepatitis).
- También en las afecciones genitourinarias (cistitis) y en otras patologías como la gota, hipertensión arterial, edemas, sobrepeso acompañado de retención de líquidos.

Acné

El acné es una enfermedad que afecta a las glándulas sebáceas y el resultado se hace visible en forma de granos y erupciones de diversa gravedad que suele aparecer en el rostro, aunque también puede aparecer en la espalda, en los hombros y en pecho.

Este trastorno, propio de la adolescencia, puede llegar a tener implicaciones psicológicas y sociales importantes. Esto hace aumentar la tensión emocional y, por tanto, empeorar el proceso. Y es que, durante la pubertad, aumenta la actividad de las glándulas sebáceas. Pero también hay otros factores que pueden influir en la aparición de los molestos granos, por ejemplo una alimentación rica en grasas o bien ciertas disfunciones hepáticas.

Cuando el producto de las glándulas sebáceas y las células de la piel se juntan puede crearse un tapón en el poro. La bacteria que está presente en el tapón puede causar una cierta hinchazón. Al deshacerse, se forma la espinilla. Hay muchos tipos de granos, pero los más comunes son:

❏ **Puntos blancos:** Estos son granos que se quedan debajo de la superficie de la piel.

❏ **Puntos negros:** Estos son granos que suben a la superficie de la piel y se ven negros; el color negro no se debe a que el poro esté sucio.

❏ **Pápulas:** Estos pequeños bultos son de color rosado y pueden doler al tocarlos.

❏ **Pústulas:** Estos granos son rojos por debajo y tienen pus por encima.

❏ **Nódulos:** Estos son granos grandes, dolorosos y sólidos que están dentro de la piel.

❏ **Quistes:** Estos son granos profundos, dolorosos y llenos de pus que pueden dejar cicatrices.

La piel debe cuidarse de manera especial si aparece el acné. En primer lugar debe lavarse de una manera delicada, preferentemente con un jabón de avena, a primera hora de la mañana y a última hora de la tarde. No es conveniente apretar, pellizcar o escarbar las espinillas con el fin de no dejar manchas en la piel. Los hombres deben utilizar una rasuradora eléctrica para afeitarse, lavándose la cara con agua y jabón antes y después de este proceso. Tampoco es conveniente pasar muchas horas bajo el sol, ya que puede dañar aún más la piel. En el caso de las mujeres deben emplear maquillajes no grasos.

El tratamiento se basa en tomar una infusión diaria que debe tomarse antes de ir a dormir y que debe constar, a partes iguales, de valeriana, primavera y caléndula. También puede utilizarse esta infusión para lavar el rostro en las horas previas al sueño.

La prímula o primavera

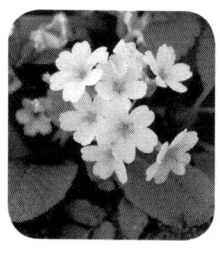

Conocida por ser una hierba vivaz, la primavera (*Primula officinalis* o *Primula veris*) es una planta perenne que crece hasta los 30 cm de altura. Sus arrugadas hojas se contraen bruscamente en el peciolo alado, construyendo unas flores amarillas agrupadas en umbelas, con franjas anaranjadas en su interior. Sus hojas, raíces, semillas y flores contienen los aceites esenciales que explican las virtudes de sus magníficas propiedades.

Además de ser beneficiosa para los casos de artritis, reumatismos y problemas de gota, también es muy útil para problemas relacionados con la piel.

La primavera se considera una planta silvestre comestible. Sus hojas se pueden comer en primavera como acompañante de platos principales o bien en ensaladas.

Esta hierba puede utilizarse en forma interna y también externa en diferentes preparaciones.

- **Decocción:** Se puede elaborar una decocción para beber con solo 5 g de rizoma y raíces en una taza con agua hirviendo y dejar reposar diez minutos, luego se puede consumir. Hasta tres tazas al día se pueden tomar después de cada comida.
- **Infusión:** También se puede hacer una infusión con 5 g de hojas y flores por cada litro de agua. Se puede tomar hasta tres veces durante el día.
- **Compresas:** Para usar esta hierba en compresas en zonas externas del cuerpo se debe preparar una decocción con 100 g de raíces y rizoma por cada litro de agua, debe hervir hasta que se reduzca más de la mitad de su volumen y luego aplicarla en compresas sobre la zona afectada.

Aerofagia

La aerofagia es un fenómeno fisiológico que consiste en la ingesta de aire excesiva durante las comidas. Se trata de un trastorno digestivo funcional de carácter benigno. Cuando una persona tiene aerofagia suele llenársele el estómago de aire, lo que conduce a una situación desagradable en la que se siente el vientre hinchado.

Para tratar la aerofagia lo más importante es modificar algunos hábitos alimentarios, con el fin de evitar sus molestas consecuencias. Hay que intentar en todo momento masticar despacio los alimentos y sentirse relajado y sin estrés durante las comidas. La dieta también debe ser saludable, evitando el consumo de aquellos alimentos costosos de digerir como las judías secas, las lentejas, la coliflor cocida, etc. Y tratar de ingerir aquellos otros que mejoran la flora intestinal y facilitan la digestión, como las manzanas, el arroz integral, o el pescado a la plancha.

Los principales síntomas atribuidos al cúmulo excesivo de gases intestinales son los siguientes:

- Sensación de hinchazón, presión en el estómago, malestar y dolor abdominal.
- Ruidos abdominales.
- Espasmos intestinales.
- Necesidad de expulsar el cúmulo de gas.

Hay algunas infusiones que son muy efectivas mejorando la digestión y previniendo la hinchazón abdominal, la pesadez y las flatulencias. Así, después de las comidas, se puede tomar una infusión de manzanilla, hinojo, milenrama o de anís.

El anís

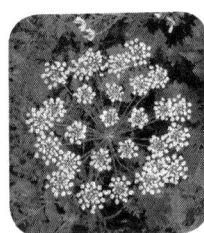

El anís (*Pimpinella anisum*) es originario de Asia y se cultiva actualmente en todo el mundo. Suele tener unos 50 cm de altura y sus flores van del color blanco al amarillo. Los tallos poseen una textura parecida al apio y sus semillas poseen un gran poder dulce y aromático. Florece durante el mes de junio ya que requiere mucho sol y poca humedad, y su tolerancia al frío es muy baja. El fruto se debe dejar secar para luego envasar en botes herméticamente cerrados, que garanticen su conservación y eviten su deterioro por la humedad.

Sus propiedades son tónicas, estimulantes, aperitivas y carminativas. Favorece al sistema nervioso y al sistema respiratorio. Calma los espasmos y las contracciones dolorosas de los músculos. Al tomarse como infusión produce un efecto terapéutico en las afecciones bronquiales, estimulando la secreción de los bronquios.

Los beneficios y usos del anís son los siguientes:

- Mejora las afecciones del aparato digestivo.
- Evita el mal aliento o halitosis.
- Es un remedio natural para la candidiasis.
- Ayuda a eliminar los gases del tracto intestinal.
- Se utiliza para aliviar los cólicos.
- Favorece el sueño y mejora el descanso.
- Sirve para mitigar el dolor de cabeza.
- Mejora los síntomas del resfriado común.
- Elimina los hongos.

- Ayuda a expulsar las flemas o moco acumulado.
- Mitiga los nervios y la ansiedad.
- Es muy útil en caso de bronquitis y asma.
- Alivia la retención de líquidos.

Alergia

La alergia es una reacción violenta del cuerpo ante una sustancia extraña. Las personas que tienen alergias suelen ser sensibles a más de una sustancia, que puede ser el polen, los ácaros del polvo, las esporas de moho, ciertos alimentos, la picadura de insectos, algunas medicinas, etc.

Con frecuencia, los alérgenos que se inhalan producen congestión nasal, picazón en la garganta y nariz, moco, tos o sibilancias. Los que penetran por los ojos producen ojos llorosos, rojos e hinchados. En cambio, ingerir algo a lo que se es alérgico puede producir náuseas, vómitos, dolor abdominal, cólicos, diarrea, etc. En la piel, los alérgenos pueden producir erupción cutánea, urticaria, picazón, ampollas o descamación cutánea.

Los casos más graves, es decir, aquellos que sufren unas reacciones anafilácticas de gravedad, cursan tal hinchazón o producción de mucosidad que las vías respiratorias pueden verse desbordadas y provocar un colapso.

La mejor terapia para evitar una alergia es preventiva, evitar el contacto con la sustancia alergénica mientras se desintoxica el organismo y se refuerzan las defensas.

Las personas con tendencia a las alergias pueden tomar una infusión de trébol rojo y caléndula al 50%.

El trébol rojo

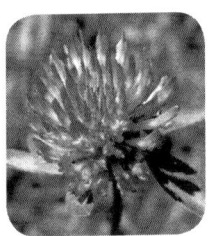

Conocida con el nombre científico de *Trifolium pratense*, el trébol común o trébol rojo se recolecta entre finales de la primavera y comienzos del otoño.

Es una planta perenne que deriva su nombre por sus flores, que pueden ir desde el blanco al rojo más oscuro. Es una planta salvaje y muy común en el norte de Europa.

Su efecto es expectorante, antiespasmódico, tónico, sedante y nervino. Es una de las mejores plantas para tratar los problemas que afectan la piel: la infusión de hojas y ramas es buena para el eccema, previene las manchas de la piel, cura la psoriasis y es muy efectiva para eliminar los granos de la piel.

¿Cómo emplear el trébol rojo?

- **Infusión:** Tomar una taza de infusión tres veces al día para la tos, los problemas de la menopausia y como una limpieza general para curar afecciones de la piel.
- **Jarabe:** Hacer una infusión y utilizar 600 ml para elaborar un jarabe con 450 g de miel. Toma en dosis de 5 ml (una cucharadita) cuando se presente una tos pertinaz, especialmente la tos convulsa o la bronquitis.
- **Colutorio:** Usar una taza de infusión estándar para las llagas bucales y el dolor de garganta.
- **Tintura:** Tomar 5-10 ml tres veces al día para los eczemas, la psoriasis y las heridas que no cicatrizan

bien. Combinar bien con la trinitaria para tratar los eczemas infantiles.
- **Crema / Ungüento:** Usar a menudo para las hinchazones linfáticas.
- **Hierba fresca:** Utilizar directamente las flores machacadas sobre las picaduras o mordeduras de insectos.

Uno de los mejores armonizantes que existen para estabilizar un organismo afectado por las alergias es la zanahoria, ya que estimula y cura el hígado debilitado por la alergia. También son recomendables los alimentos ricos en manganeso, como el plátano, la alcachofa o las lentejas.

Amigdalitis

Las amígdalas son unos ganglios que se encuentran en la parte posterior de la boca. Su misión es impedir la entrada de bacterias y otros microorganismos para prevenir infecciones en el cuerpo.

Sucede, en ocasiones, que las bacterias y virus se instalan en las amígdalas y las infectan. Cuando una persona tiene amigdalitis, le duele la garganta, le cuesta comer, beber e incluso tragar. Otros síntomas habituales de la infección de amígdalas son:

- Amígdalas más rojas de los normal.
- Una capa de secreciones amarillas o blancas recubriendo las amígdalas.
- Voz extraña o nasal.
- Ganglios linfáticos del cuello inflamados.

- Fiebre.
- Mal aliento.

Un ataque leve de amigdalitis puede ser tratado eficazmente a base de plantas desinfectantes y antiinflamatorias. La infusión de corteza de olmo resulta muy eficaz, ya que refuerza las defensas naturales del organismo.

En general, para curar o prevenir las anginas se pueden emplear hierbas medicinales que tengan propiedades inmunoestimulantes, esto es, que sean capaces de fortalecer el sistema defensivo. También las propiedades antiinflamatorias, muy útiles para reducir la inflamación de las amígdalas o bien plantas bactericidas, que eliminan los gérmenes causantes de las anginas.

Corteza de olmo

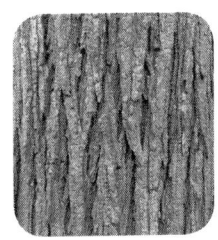

El olmo (*Ulmus rubra*) es un pequeño árbol originario de América del Norte. Puede alcanzar los 20 metros de altura. Su corteza interna es blanca, con una aroma muy distintivo, y en cuya composición se encuentra el mucílago, una fibra gelatinosa muy apreciada.

Los indígenas americanos empleaban la corteza de olmo como calmante para el dolor de muelas o como cataplasma para curar las heridas. También se emplea para tratar el síndrome del intestino irritable, la gastritis, las úlceras de estómago y duodeno, la colitis y todo tipo de malestares digestivos. El mucílago del olmo se emplea para aliviar las membranas mucosas inflamadas en dolores de garganta, amigdalitis, tos y sequedad pulmonar.

El método de preparación es bastante sencillo, sólo se deben realizar las siguientes acciones:

- Extraer dos trocitos de la corteza del olmo, se aconseja que sean de ramas ya desarrolladas.
- Colocar a secar los trocitos durante unos días.
- Hervir un litro de agua con estos dos trocitos de corteza durante unos diez minutos, tras haberlos dejado secar por unos días.
- Dejar reposar unos cuatro minutos más.
- Colar y agregar miel si se desea endulzar y el té estará listo para ser bebido.

Existen otros remedios naturales que pueden atajar el dolor de garganta: Por ejemplo, ingerir zumos naturales de papaya, limón, naranja o mandarina, que se pueden mezclar con leche, miel o polen. Durante el almuerzo se puede ingerir ensaladas crudas o bien caldos de verduras, además de cereales o legumbres. Hay que evitar las carnes y las bebidas alcohólicas o gaseosas, también los huevos y el pan blanco, y practicar gárgaras con cola de caballo, salvia o una dilución de limón son sal.

Otras plantas que se suelen emplear para curar la amigdalitis son:

❏ **Arnica (*Arnica montana*).** Esta planta tiene una gran toxicidad, por lo que se recomienda sólo por vía externa o bien en homeopatía.

❏ **Equinácea (*Echinacea angustifolia*).** La equinácea potencia de manera muy significativa al sistema inmunológico, lo que hace que esta planta se utilice de forma habitual en casos de amigdalitis, u otros tipos de infecciones.

❏ **Eucalipto (*Eucaliptus globulus*)**. Sus propiedades antisépticas la hacen de gran utilidad en todos los casos de afecciones de las vías respiratorias. Cuando se mezcla su aceite esencial con el aceite de oliva se puede emplear sobre la garganta y el pecho.

❏ **Gordolobo (*Verbascum thapsus*)**. Debido a sus propiedades emolientes, analgésicas y antimicrobianas, se usa la infusión de gordolobo en todo tipo de procesos respiratorios.

❏ **Malva (*Malva sylvestris*)**. La malva tiene propiedades emolientes y calmantes que sirven para suavizar los trastornos de garganta.

❏ **Rabo de gato (*Sideritis angustifolia*)**. Esta planta de curioso nombre se usa en forma de gargarismos para curar la amigdalitis.

❏ **Ratania (*Krameria triandra*)**. Como astringente también puede emplearse para curar la amigdalitis.

❏ **Salvia (*Salvia officinalis*)**. El aceite de la salvia es antiséptico. Esto hace que se utilice la salvia en casos de infecciones bucales, faringe y amígdalas. En casos de amigdalitis se usa en gargarismos.

❏ **Saponaria (*Saponaria officinalis*)**. La saponaria es otra planta que en uso externo se aplica en casos de amigdalitis.

❏ **Tomillo (*Thymus vulgaris*)**. Otra excelente planta con propiedades antisépticas cuya infusión se aplica en toda clase de afecciones respiratorias.

Anemia

De anemias hay de muchos tipos pero en general puede definirse como una concentración baja de hemoglobina en la sangre. Puede ser de naturaleza hipocrómica, cuando la hemoglobina es muy débil, pudiendo o no existir escasez de glóbulos rojos, o bien perniciosas, cuando hay un descenso del número de hematíes por centímetro cúbico de sangre.

Las posibles causas de una anemia son:

- Ciertos medicamentos.
- Destrucción de los glóbulos rojos por el mismo sistema inmunitario.
- Enfermedades crónicas, como cáncer, colitis ulcerativa o artritis reumatoidea.
- Algunas formas de anemia, como la talasemia o anemia drepanocítica, que pueden ser hereditarias.
- Embarazo.
- Problemas con la médula ósea, como linfoma, leucemia, mielodisplasia, mieloma múltiple o anemia aplásica.

Los síntomas más comunes de una anemia son: palidez, agotamiento, mareos, dificultades respiratorias, adelgazamiento, hormigueo en pies y manos, palpitaciones o bien llagas en la boca y en las encías.

Para tratar la anemia el mejor precepto es cambiar algunos hábitos alimenticios. Se deben incorporar abundantes legumbres, vegetales como las espinacas, frutos secos como las almendras y cereales integrales como la avena. El germen de trigo es un poderoso reconstituyente que contiene grandes cantidades de vitamina del grupo B, que contribuye a la formación de hemoglobina en la sangre.

Una de las infusiones más características es la de ortigas.

Deben tomarse tres tazas al día, ya que estimula la producción de glóbulos rojos. Una vez hecha la infusión, dejar reposar tres minutos, colar e ingerir.

También las infusiones de diente de león ayudan a subir el nivel de hierro en sangre, ya que estimulan el apetito y eleva la producción de hierro en el organismo. Es suficiente con tomar dos infusiones al día.

La alfalfa y la cola de caballo también disponen de una gran concentración de hierro, permiten sintetizar mejor la hemoglobina y estimular la producción de vitamina B12. La cola de caballo, además, dispone de un alto contenido en minerales como hierro y silicio. Su decocción debe ser algo más larga que en el caso de la alfalfa, las ortigas o el diente de león.

La ortiga

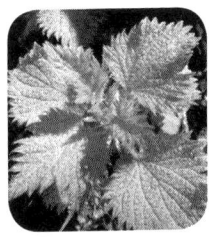

Crece de forma espontánea en zonas húmedas y es rica en vitamina A, B, C y E. Además, también posee minerales como el hierro, el calcio, el magnesio o el zinc. Entre las virtudes de la ortiga (*Urtica Dioica*) destaca el cuidado oftalmológico, retrasa el envejecimiento, favorece el sistema nervioso, muscular e inmunológico, etc. Además, es rica en potasio, un mineral que hace perder el apetito, por tanto es muy adecuada para personas con obesidad debida a padecer ansiedad por la comida.

La ortiga elimina la retención de líquidos y está presente en casi todas las dietas depurativas que se precien. También elimina toxinas de la sangre, por lo que una infusión de esta planta resulta idónea para bajar los niveles de colesterol. Además, favorece la expulsión de piedras en el riñón y elimina el exceso de calcio y grasas que hay en la sangre.

La ortiga se puede consumir en infusión, echando una cucharadita de la planta en una taza y añadiendo agua caliente, dejando reposar cinco minutos antes de tomarla. También se pueden tomar crudas las hojas, en ensalada, o bien en forma de purés, sopas, potajes, etc. Además, las hojas se pueden aplicar de forma externa para elaborar cataplasmas con ellas.

Arrugas

No se trata de ninguna enfermedad, sino de un signo de la piel que suele causar preocupación e inquietud entre algunas personas. Para paliarlo, existen plantas medicinales que poseen propiedades que mejoran la salud de la piel, eliminan las arrugas y detienen el envejecimiento.

Y es que la dermis tersa y fresca cuando se es joven, se va volviendo progresivamente rígida y escasa de colágeno con el paso de los años. Las primeras arrugas suelen aparecer hacia los 30 años, que se agravan con la ingesta de tabaco, alcohol o café en exceso, que quitan elasticidad a la epidermis.

Es importante evitar los efectos perniciosos del sol, que tomado en exceso daña la piel y le puede causar heridas importantes.

La zanahoria contiene gran número de antioxidantes y aplicada en forma de loción puede prevenir el envejecimiento. Sólo hay que pasarla por la licuadora y, con un algodón empapado, aplicarla sobre el cutis y dejar actuar durante diez minutos antes de aclarar con agua.

También pueden aplicarse masajes suaves con un algodón empapado en infusión de romero, ya que así se activa la circulación periférica. Al irrigarse, la piel adquiere la frescura necesaria y se combaten eficazmente las arrugas.

Entre todas las hierbas medicinales que pueden ayudar a relajar la piel están las siguientes:

❏ **Hiedra:** La hiedra tiene propiedades humectantes, alivia la congestión y elimina las arrugas que surgen alrededor de los ojos.

❏ **Aloe:** El gel del aloe tiene una importante capacidad revitalizante y cicatrizante, ya que es un potente regenerador celular. Las cremas y geles que contienen aloe borran las arrugas y el deterioramiento de la piel, ya que es un reconstituyente dérmico que funciona bien en casos de sequedad de la piel.

❏ **Cola de caballo:** Es una planta rica en minerales que ayuda en la síntesis del colágeno y la elastina. Se puede usar en todo tipo de piel.

❏ **Manzanilla:** Tiene propiedades humectantes, antiinflamatorias y rejuvenecedoras. Además, calma la hipersensibilidad de la piel y mejora cualquier tipo de congestión.

❏ **Té verde:** Es una de las mejores infusiones para limpiar la piel y rejuvenecerla, con probadas propiedades antioxidantes. El té verde es rico en polifenoles, que son los encargados de proteger los tejidos corporales de la oxidación.

Ginkgo biloba

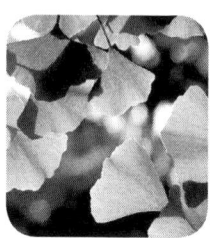

Este árbol fue llamado por Darwin el "fósil viviente", pues está considerado como una de las especies más antiguas del planeta. El extracto de Ginkgo biloba es un eficaz remedio natural para combatir trastornos circulatorios asociados al envejecimiento, pero también se asocia a otros grandes beneficios:

- Es utilizado para tratar la enfermedad de alzhéimer. y otras formas de demencia.
- Mejora los problemas cognitivos causados por la edad.
- Ayuda a combatir los problemas de concentración en personas jóvenes.
- Ayuda a mejorar la respuesta al frío especialmente en las extremidades.
- Mejora la circulación de la sangre.
- Mejora la disfunción sexual.
- Combate el vértigo y los mareos.
- Combate los síntomas del síndrome premenstrual.
- Ayuda a tratar el glaucoma.
- Mejora la visión en personas con diabetes.

Las hojas de esta planta se recolectan en otoño, se deben dejar secar y luego se trocean. Sus antioxidantes ayudan a combatir la formación de radicales libres, que son los responsables del envejecimiento prematuro de la piel.

Arteriosclerosis

Es una enfermedad en la que los vasos sanguíneos han perdido su elasticidad y la presión sanguínea aumenta originando obstrucciones en las venas y hemorragias internas. El endurecimiento de las arterias se produce cuando el cuerpo envejece y suele agravarse si se trata de una persona que padece estrés, es fumadora o bien su alimentación incluye numerosas grasas.

Los síntomas más comunes de esta enfermedad son:

- Dolor en el tórax.
- Dolor de piernas.
- Trastornos de la vista.
- Trastornos del habla.
- Pérdida de equilibrio.

Lo primero que tiene que hacer una persona con arteriosclerosis es seguir una dieta sana, eliminando la bollería industrial, los alimentos fritos, los azúcares, chocolates, bebidas azucaradas y carnes grasas.

También es importante realizar un poco de ejercicio diario, caminar media hora diaria al menos o salir a correr. De esta manera se disminuirá el nivel de colesterol y se eliminará la grasa acumulada en las arterias.

Desde un punto de vista psicosomático, esta enfermedad se manifiesta como signo de la represión para expresar amor, cariño o ternura. Y es que las arterias son las encargadas de conducir la sangre hacia fuera, por lo que se considera una expresión del amor intensa hacia los demás.

Las plantas vasodilatadoras más conocidas son:

❏ **Ginkgo biloba:** Tiene propiedades vasodilatadoras, activa la circulación de los vasos, principalmente las arterias. Se utiliza para combatir el envejecimiento de venas y arterias o en los casos de mala circulación cerebral.

❑ **Muérdago:** Es de carácter vasodilatador, ya que reduce la tensión arterial y favorece el riego sanguíneo del cerebro y del corazón.

❑ **Olivo:** Tiene carácter hipotensor, vasodilatador y antivírico. Ayuda a prevenir la angina de pecho. La decocción de sus hojas disminuye la tensión arterial y el colesterol.

❑ **Tilo.**

❑ **Meliloto:** Actúa como anticoagulante y ayuda a prevenir la formación de trombos.

❑ **Ajo:** Es vasodilatador, disminuye la tensión arterial, evita la formación de trombos y disminuye el colesterol. Se debe tomar preferiblemente crudo.

❑ **La vid.**

❑ **Espino blanco:** aumenta el riego sanguíneo de las coronarias y es un vasodilatador general.

❑ **Espino albal:** cardiotónico, normotensor y ansiolítico.

Espino blanco

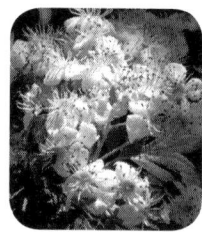

El espino blanco (*Acacia farnesiana*) crece en Europa, en Asia y América, especialmente en las zonas templadas. Tiene muchos beneficios para la salud, especialmente para el corazón. Del espino se emplean sus flores, sus frutos y la corteza en trastornos tales como mala circulación, nerviosismo, insomnio, ansiedad, sofocos, vértigo e irritabilidad. Pero también es indispensable en los casos de hipertensión arterial o palpitaciones cardiacas.

Puede presentarse en forma de tisanas, ampollas, cápsulas o comprimidos.

Tradicionalmente se utiliza para favorecer la dilatación de los vasos sanguíneos, estimular la contracción del corazón y aumentar los aportes energéticos. Juega pues, un importante papel en la prevención del infarto de miocardio.

Artritis

La artritis afecta al 20% de la población mayor de 60 años. Su desarrollo es lento y progresivo y en ocasiones puede afectar a personas a partir de los 40 o 45 años de edad. Suele tener su origen en la irrigación deficiente de los tejidos óseos, aunque también puede deberse a una predisposición hereditaria o bien a una alimentación escasa en minerales y nutrientes esenciales.

La artritis reumatoide, la más común, suele impedir la realización de actividades cotidianas, ya que suele inflamarse la membrana sinovial que recubre las articulaciones, que cumple la función de proteger y alimentar los cartílagos. La artritis suele afectar a las articulaciones de las extremidades tanto superiores como inferiores, tales como los nudillos de los dedos, muñecas, tobillos, hombros, caderas, etc.

Son varias las plantas medicinales que pueden ayudar a una persona a paliar los efectos de la artritis.

El jengibre constituye uno de los mejores antiinflamatorios y analgésicos vegetales que existen. Su ingestión en tisanas mitiga el dolor que produce esta enfermedad, aunque también puede tomarse molido e incorporado a cualquier alimento.

El sauce es una de las plantas medicinales más usadas, ya que reducen la inflamación de la membrana sinovial y por tanto las molestias de la artritis. Para ello es recomendable preparar una infusión a base de corteza de sauce y tomarla directamente para aliviar los dolores.

Otra de las plantas que favorece a las articulaciones es el laurel. En este caso se emplea como cataplasmas que se aplican directamente sobre la zona dolorida. Se debe dejar cocer las hojas del laurel durante unos cinco minutos. Pasado este tiempo, se empapa un paño en este preparado y se coloca sobre la articulación en cuestión, repitiendo la operación cinco veces diarias.

Las semillas de chía tienen gran cantidad de omega 3, por lo que su ingesta diaria ayuda a reducir el dolor de las articulaciones. Sólo hay que dejar tres cucharaditas a remojar toda la noche y beberlas por la mañana en cualquier licuado o yogur por la mañana.

También los dientes de ajo, en ayunas y en forma de comprimido o bien machacado, pueden favorecer a las personas con dolores reumáticos.

Cúrcuma

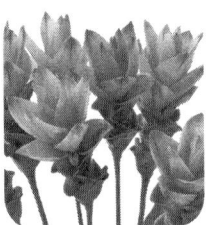

Los efectos antiinflamatorios de la cúrcuma (*Curcuma longa*) actúan aliviando la sintomatología de la artritis. Y es que esta especia es un remedio muy eficaz pues guarda gran número de antioxidantes. Es especialmente eficaz en el alivio de la rigidez matinal y la inflamación articular. A diferencia de otros remedios a base de hierbas, la cúrcuma da mejores resultados en el alivio del dolor de las articulaciones cuando se consume por vía oral.

Como muchas otras especias, la cúrcuma es muy útil para realizar una buena digestión. No en vano los médicos tradicionales chinos la empleaban para los problemas en el hígado y en la vesícula biliar. El ingrediente principal de la cúrcuma es la curcumina, que tiene la capacidad de estimular la producción de bilis y facilitar el vaciado de la vesícula biliar.

Artrosis

Relacionada con la artritis, esta enfermedad afecta a las articulaciones y consiste en el desgaste del llamado cartílago articular que hay entre hueso y hueso. Eso provoca que los huesos se rocen, provocando inflamaciones y deformidades permanentes en las articulaciones.

Suele presentarse esta enfermedad en articulaciones como los hombros, la columna vertebral cervical, en la zona lumbar, en caderas, rodillas, tobillos y manos. Además, puede pinzar áreas próximas en las que se encuentren músculos o ligamentos, aumentando así el dolor.

La artrosis suele estar provocada por una alimentación en la que predominan las purinas y toxinas, siendo pobre en sustancias nutritivas. El estreñimiento y una mala salud intestinal empeoran los síntomas de esta enfermedad.

Las plantas que tradicionalmente se emplean para el tratamiento de la artrosis son:

❏ **Abedul:** Contiene propiedades tanto diuréticas como antiinflamatorias útiles para el tratamiento de la artrosis, al ayudar a desinflamar la zona articular y eliminar los líquidos que en ellas se han acumulado.

❏ **Consuelda:** Es útil por sus virtudes diuréticas, eliminando los líquidos acumulados en el organismo, sobre todo en la zona articular y ósea.

❏ **Enebro:** Ayuda a aumentar la cantidad de orina, al ser un potente diurético.

❏ **Espliego:** Útil en caso no sólo de artrosis, sino de retención de líquidos, ya que al igual que las demás plantas, es un buen diurético.

❏ **Eucalipto:** Resulta ideal tanto para la artrosis como para los remedios caseros para la gripe.

Cola de caballo

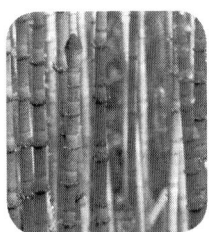

Se trata de una planta que crece en lugares húmedos y pantanosos. Es fundamentalmente astringente, diurética y antihemorrágica. La cola de caballo (*Equisetaceae*) está muy indicada en los casos de enfermedades que afecten a la retención de líquidos.

Se puede cocer una cucharada de planta seca y consumir entre tres y cuatro tazas al día, o bien se puede aplicar en forma de compresas sobre abscesos, úlceras, eczemas, orzuelos, etc.

La cola de caballo actúa como un excelente depurativo en el organismo y además es rica en minerales. Es por ello que es eficiente para tratar otras enfermedades como el exceso de ácido úrico, el reumatismo, la artritis y artrosis, la gota, la anemia, etc.

Es muy rica en silicio, por lo que puede estimular y regenerar la elasticidad de los tejidos. De la misma manera que cura en dosis pequeñas, no es recomendable su empleo en grandes concentraciones ni durante mucho tiempo, ya que los silicatos que contiene pueden producir problemas digestivos, nerviosos, dolores de cabeza, pérdida de apetito o depresión.

Asma

Esta enfermedad se caracteriza por la dificultad respiratoria que procede generalmente de alergias o de irritaciones continuadas de las vías respiratorias. Se trata de una enfermedad crónica por la exposición de la persona a agentes alérgenos tales como el polvo, el polen, el moho, los climas fríos, el estrés o la ingestión de determinados alimentos.

Como medidas generales para prevenir el asma se citan:

- No fumar.
- Evitar en la medida de lo posible, exponerse a los alérgenos tales como el polvo, humo, polen, fuera o dentro del hogar.
- Reducir el consumo de alimentos procesados o ricos en aditivos.
- Evitar los embutidos y alimentos grasos.
- Realizar ejercicio diario, evitando el frío o los ambientes muy secos, y siempre realizando un calentamiento previo, consultando al médico sobre cuál es el ejercicio más adecuado.
- Consumir alimentos vegetales en abundancia.

Además del tratamiento médico que prescriba el médico, será de gran ayuda conseguir una estabilidad mental adecuada que no precipite los ataques así como una terapia a base de hierbas y plantas específicas para esta función.

Una infusión de camomila y eucalipto en el desayuno y después de cenar le ayudará a aliviar las molestias respiratorias. No en vano la camomila tiene importantes propiedades antiinflamatorias, ayudando a disminuir el espasmo bronquial. Por otra parte, el eucalipto disminuye las secreciones bronquiales, abriendo las vías aéreas. La preparación consiste en una bolsa de infusión de camomila a la que se añaden tres hojas de eucalipto. Dejar reposar cinco minutos y tomar la infusión.

También le puede ser útil una infusión de jengibre y limón, que cura y abre las vías respiratorias, o bien una infusión de menta, anís y laurel. Y es que la menta es espasmolítica y una gran desinfectante de las vías respiratorias.

La mejorana

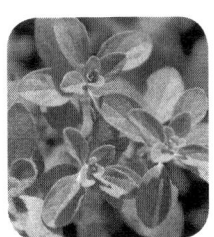

Desde hace cientos de años la mejorana (*Origanum majorana*) se emplea como planta digestiva. Sus principales componentes son aromáticos y tienen un efecto antiespasmódico que actúan disminuyendo las secreciones ácidas del estómago. Además de ser un excelente tónico estomacal, es una planta muy adecuada para las enfermedades del hígado. Se ha comprobado que es beneficiosa en los casos de úlcera de estómago y en personas con diabetes mellitus.

Pero sin duda su gran acción beneficiosa es como expectorante, antitusivo y mucolítico natural. Las infusiones con mejorana se utilizan para la congestión nasal y para tratar las anginas, la amigdalitis, el dolor de garganta y los resfriados. Es, por tanto, una planta para tomar en el caso de enfermedades respiratorias, estados gripales, tos, bronquitis y asma.

Bocio

El bocio es una disfunción de la tiroides que suele causar una hipertrofia de esta glándula. Una de las causas más comunes es la deficiencia de yodo en el organismo, por lo que suele aquejar a personas mayores que viven en zonas de montaña.

Los síntomas más comunes del bocio son:

- Cambio en la voz, pasando a ser más ronca.
- Sensación de contracción u opresión en la garganta y en el cuello.
- Tos.
- Dificultad en la respiración, principalmente al inhalar.
- Incomodidad en la garganta al deglutir.
- Explosiones emocionales, depresión o cambios de humor.
- Inflamación en la base del cuello, especialmente visible al estirar el cuello, al afeitarse o al aplicar el maquillaje.
- Pérdida de peso inexplicable o incluso aumento de peso.
- Respiración con dificultad y con resoplido.

Lo primero que debe hacer una persona que padece bocio es hacer un cambio en su régimen alimenticio, dando prioridad a frutas frescas como las uvas, las fresas, el plátano o el membrillo.

Si la enfermedad está provocada por una carencia de yodo en la alimentación, lo más recomendable es tomar sal yodada, alimentos procedentes del mar (moluscos especialmente) y algas ricas en yodo.

No es aconsejable tomas semillas de lino o linaza, ya que esta sustancia interfiere en la absorción del yodo.

Algunos de los minerales que estimulan la glándula tiroides son el potasio, el magnesio, el calcio, el hierro y el zinc.

En cuanto a las plantas que pueden solventar esta enfermedad está la equinácea, la ortiga y el diente de león.

El diente de león

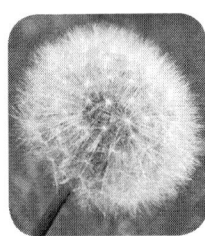

Se trata de una planta que crece salvaje en cualquier parte y que alberga gran cantidad de beneficios médicos. El diente de león (*Taraxacum officinale*) se usa para la falta de apetito, las molestias estomacales, el gas intestinal, los cálculos de los riñones, el dolor de las articulaciones, el eczema y los moretones. También es un magnífico laxante y se usa como tónico para la piel.

La raíz de diente de león ayuda a desintoxicar el hígado y a facilitar el desecho de las toxinas ya existentes.

Es un poderoso estimulante, fortalecedor y laxante del sistema digestivo, lo que significa que es capaz de producir ácido estomacal para favorecer la digestión.

Para reducir la inflamación causada por el bocio lo más recomendable es calentar unas hojas de diente de león en una pequeña cantidad de aceite de oliva y luego aplicar como compresa caliente sobre la zona inflamada. Esta operación se debe repetir varias veces a lo largo de la semana.

Otras propiedades del diente de león son:

- Desintoxica al estimular la producción de orina.
- Ayuda a limpiar hígado y riñones.

- Reduce el riesgo de sufrir una infección urinaria.
- Desinflama el abdomen.
- Ayuda a eliminar tanto la constipación como la diarrea.
- Ayuda a disolver piedras en los riñones.
- Tiene antioxidantes que previenen el envejecimiento prematuro de la piel.
- Ayuda a regular el nivel de azúcar en la sangre.
- Ayuda a regular el nivel de colesterol en el cuerpo.
- Evita la placa dental.
- Mejora las defensas.
- Combate la depresión.

Bronquitis

La bronquitis se produce cuando se inflama la mucosa que recubre el bronquio, y su origen puede ser debido a una invasión microbiana por exposición al frío o bien por la inhalación de productos tóxicos.

No se trata de una enfermedad grave; suele manifestarse en forma de tos, picor en la garganta, mucosidad nasal, dolor de cabeza, sensación de frío e incluso episodios de fiebre ligera.

Eso sí, la bronquitis es una enfermedad contagiosa cuya transmisión se produce a través del aire. Hay dos tipos de bronquitis, la aguda, que presenta una duración que va desde unos días a un par de semanas, y la crónica, que tiene una larga duración que puede prolongarse entre varios meses y algunos años.

Los principales síntomas de una bronquitis son:

- Dolor de cabeza.
- Tos.
- Escalofríos.
- Dolor en el pecho.
- Secreciones mucosas.
- Fiebre.
- Dificultad en la respiración.
- Ronquera.
- Silbidos al respirar.

Una de las mejores formas de ayudar a los pulmones a restablecer su equilibrio es utilizando plantas medicinales, cuyos principios activos ayudan a limpiar la mucosidad y depuran las vías respiratorias.

En ese sentido, se pueden emplear varios tipos de plantas:

- Las emolientes, que ablandan las concentraciones de la flema que se produce en los pulmones.
- Las expectorantes, que facilitan la expulsión de las flemas acumuladas en los pulmones.
- Las béquicas, que disminuyen la tos.
- Las estimulantes, que estimulan las defensas para conseguir que el organismo sea más resistente al contagio.

De plantas que cumplan algunas de estas funciones y, por tanto, sean útiles para tratar la bronquitis hay muchas, pero entre ellas se pueden destacar:

❏ **El eucalipto:** Al inhalar vapor de aceite esencial de eucalipto se liberan las flemas. Tiene, pues, propiedades expectorantes.

❏ **El gordolobo:** Se trata de otro expectorante natural que ayuda a liberar flemas. También puede servir para aliviar los espasmos que provoca la tos. Suele tomarse en cápsulas o bien en tintura.

❏ **El ajo:** Este gran aliado contiene sustancias antivirales y antibacterianas esenciales. Además, contiene quercetina, que es un gran antihistamínico natural que beneficia a las personas con bronquitis crónica causada por las alergias.

❏ **La prímula o primavera:** Es otro expectorante natural de gran eficacia. Una cucharadita de flores secas de esta hierba en una infusión puede actuar como un buen expectorante para aliviar la bronquitis y la tos.

❏ **La ortiga:** Es una gran aliada para el asma y la alergia de heno, y también es muy efectiva para la bronquitis. Se suele emplear en infusión con dos cucharaditas de hojas secas de ortiga en una taza de agua hirviendo. Luego, se deja enfriar y se añade miel.

❏ **El ginseng:** Esta raíz ha demostrado su eficacia de forma probada, ya que limpia los bronquios y reduce la inflamación de la mucosa que recubre el bronquio.

Remedio popular para la bronquitis

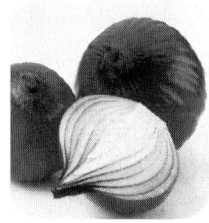

Uno de los remedios más populares para atajar la bronquitis consiste en cortar tres cebollas en rodajas tras quitarles la capa exterior. Luego, colocarlas en una olla con un clavo, una cucharada de azúcar moreno y una ramita de tomillo. Agregar agua hasta que cubra todos los ingredientes y cocer a fuego lento durante dos horas. Colarlo y presionar la cebolla para que desprenda todo su jugo. Se utilizará medio vaso de esta preparación y se le añadirá igual cantidad de leche caliente. Se recomienda beberlo dos o tres veces al día.

Calambres

Los calambres son espasmos musculares que generan dolor y molestias en aquellas personas que los padecen. Suelen surgir tras un esfuerzo intenso o bien una mala postura prolongada en el tiempo y son consecuencia de una mala circulación. También la tensión, el frío, la deshidratación o la pérdida de sales minerales pueden producir calambres.

Lo más normal es que se produzcan en las extremidades, en las piernas y los pies. Después de hacer ejercicio es recomendable realizar series de estiramientos para evitar las molestas agujetas, pero si además se quieren evitar los calambres es importante hidratarse convenientemente, tanto de forma interior ingiriendo líquidos como de forma exterior mediante una ducha o baño relajante.

Sugerencias para evitar los molestos calambres:

- Ingerir alimentos ricos en vitamina B12, ácido fólico, vitamina E, niacina, calcio, magnesio y potasio. También se puede complementar la dieta con vitaminas.
- No practicar ejercicios en condiciones extremas de frío o calor.
- Utilizar ropa suelta en las piernas o la zona donde se padecen los calambres con frecuencia.

Cuando hay una falta importante de actividad física se suelen producir calambres, especialmente les ocurre a las personas que trabajan todo el día sentadas en una oficina: los músculos de las piernas no funcionan como deberían. Esto provoca un endurecimiento de los músculos, que pueden dar lugar a calambres durante las horas de sueño en las que hay una evidente relajación muscular.

También las mujeres embarazadas padecen los molestos calambres, pero en este caso, a diferencia de los otros, una vez ha nacido el bebé todo vuelve a la normalidad. En estos casos se recomienda una alimentación complementaria a base de calcio y magnesio, que previenen los calambres.

Los alimentos más adecuados para prevenir estas molestias son:

- Apio, zanahoria y hojas de remolacha, que restauran el sodio perdido después de sudar por realizar ejercicio físico excesivo.
- Berro para incrementar el calcio en el organismo.
- Las frutas cítricas y el tomate contienen vitamina C, que ayuda a mejorar la circulación.

En cuanto a las plantas más adecuadas para su tratamiento se recomienda las compresas de árnica sobre la zona dolorida y los masajes a base de caléndula y aceite esencial de clavo.

También es recomendable tomar una infusión de romero al menos una vez al día, ya que es un gran antiinflamatorio. Y la cola de caballo, muy rica en vitaminas y minerales. Tiene la virtud de que es capaz de provocar un cierto endurecimiento de las arterias y venas, ayudando a reducir el colesterol acumulado. El espino blanco nutre el corazón y favorece la circulación sanguínea, por tanto ayuda a relajar el cuerpo, baja la hipertensión y aporta un buen equilibrio al organismo. La hamamelis ayuda a depurar toxinas y favorece la correcta circulación de las piernas, evitando las molestas rampas y calambres nocturnos.

El castaño de indias

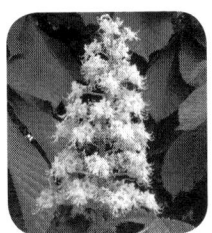

Se trata sin duda de una de las mejores opciones para evitar los molestos calambres. La principal virtud del castaño de indias (*Aesculus hippocastanum*) es que favorece la correcta circulación sanguínea, pero es que además se encarga de depurar, armonizar y favorecer al organismo. El castaño de indias es rico en aesculina y aescina, dos componentes que tienen la capacidad de evitar la formación de edemas y aumentar la resistencia de los vasos sanguíneos.

Sus abundantes vitaminas y minerales combaten la hinchazón de piernas y tobillos. Se puede tomar en infusión, en comprimidos o bien en cremas relajantes.

Tiene un papel reconocido como tónico venoso, por lo que previene la formación de varices y evita las úlceras típicas que suelen acompañar las venas varicosas. También combate la aparición de hemorroides, las flebitis y es preventivo para evitar las embolias o trombosis.

Cálculos biliares

Los cálculos en la vesícula biliar son una de las molestias más comunes en la sociedad actual. En este órgano se produce la digestión de las grasas que se ingieren y de ciertos alimentos que pueden provocar que ingerimos pueden provocar que algunos compuestos se endurezcan y formen los molestos cálculos o, más comúnmente conocidos como piedras en la vesícula.

Suelen asociarse a mujeres que padecen de obesidad, pero también pueden afectar a hombres con una dieta mal equilibrada, rica en grasas y azúcares simples y con una deficiente ingesta de vegetales.

Cuando los cálculos son pequeños pueden manifestarse como pequeñas molestias en la zona, pero cuando su tamaño es mayor se produce un dolor agudo intenso que se acompaña de vómitos, fiebre, escalofríos y que irradia hacia la espalda y puede llegar al hombro.

Una alimentación fresca, limitada en cárnicos grasos y aceites saturados resulta un excelente preventivo para los cálculos.

Los pequeños cálculos pueden eliminarse a base de una infusión diaria que contenga fumaria, menta, ajenjo, melisa y hojas de alcachofera. Pero, además, también puede serle muy útil el cardo mariano, que sirve para desintoxicar el hígado, ayuda a disminuir el tamaño de los cálculos y limpia la vesícula. Se puede añadir a la dieta en ensaladas, jugos e incluso tomándolo en infusión. El diente de león también mejorará la salud de su función hepática, ya que estimula la excreción de la bilis y ayuda a limpiar la vesícula y el hígado. Se debe tomar una infusión dos o tres veces al día excepto en los casos de aquellas personas que padecen diabetes, ya que puede alterar el nivel de glucosa en la sangre.

La menta

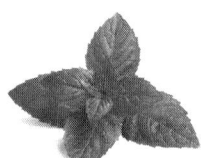

Antiséptica, calmante, digestiva, estimulante de la bilis... las propiedades de la menta (*Menta piperita*) son muchas y diversas. Una infusión diaria con hojas frescas produce un alivio de casi todas las dolencias relacionadas con los trastornos gastrointestinales.

Entre todas las variedades, la *Mentha piperita* es la más apreciada por sus aceites esenciales, de la que se emplean las hojas y los ápice florales. Las hojas se recogen todo el año, pero es en el momento de la floración que tienen un mayor contenido en aceites esenciales.

Además de ser favorable para el sistema digestivo, la menta sirve para:

- Eliminar las náuseas y los dolores de cabeza: El bálsamo de menta alivia los dolores de cabeza cuando se frota en la frente, la nariz y las sienes.
- Los desórdenes respiratorios: La menta descongestiona la nariz, la garganta, los bronquios y los pulmones, aliviando los trastornos respiratorios mediante inhaladores de menta.
- El cuidado de la piel: El aceite de mente es un gran antiséptico que limpia la piel, la relaja, calma los escozores y cura las infecciones cutáneas.
- La higiene bucal: La menta inhibe el crecimiento de bacterias que habitan en la boca.

Cálculos renales

Los cálculos renales resultan de la formación por sales úricas y oxalatos cálcicos. Pueden ser consecuencia de alguna infección en el riñón, de una dieta con gran consumo de sal o de la toma de aguas con un alto grado de mineralización.

Se trata de una afección muy dolorosa que provoca dolor abdominal, en el costado o en los riñones, que da deseo frecuente de orinar, dolor y sangre en la orina.

La sabiduría popular aconseja beber gran cantidad de agua para mantener la orina diluida, ya que si el riñón está bien hidratado se diluye el ácido úrico responsable de la formación del sedimento cristalizado que causa tantas molestias. También puede ayudar el vinagre orgánico de sidra de manzana, ya que contiene gran cantidad de potasio, lo cual es muy beneficioso para los riñones. Basta con tomar de dos a cuatro cucharadas de vinagre en 300 ml de agua, que ayuda a alcalinizar el sistema y disuelve los cálculos renales. Por último el limón que, debido a su alto contenido en citrato, eleva el ph de la orina y ayuda a mantener limpio el riñón. Se recomienda beber dos litros de agua diaria mezclada con el zumo de dos o tres limones.

Para evitar que se formen cálculos es recomendable modificar los hábitos alimenticios de la siguiente manera:

- Evitar la ingesta de alimentos procesados.
- No abusar del consumo de productos lácteos.
- No comer demasiada proteína animal. Este tipo de comida precipita el calcio en la orina y favorece la aparición de cálculos renales. Además, es muy rica en ácido úrico, cuya sedimentación es la causante de otro tipo de cálculos.
- No abusar del consumo de sal.

- Evitar el consumo de alcohol y de dulces que favorecen la eliminación de calcio por los riñones.

En cuanto a las plantas, se recomienda la vara de oro, que tiene propiedades diuréticas, antisépticas y antiinflamatorias de las vías urinarias. También la ortiga, que aumenta la producción de orina y favorece la expulsión de las piedras. El diente de león, además de eliminar las toxinas de la sangre, también estimula la producción de orina. Aunque uno de los mejores tratamientos para disolver piedras es la savia de abedul que se obtiene realizando un corte en el tronco del árbol a finales de invierno. Se puede sustituir la salvia fresca por una decocción de la corteza seca, que ayudarán a disolver y expulsar la arenilla y las piedras pequeñas.

El perejil

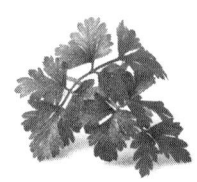

El perejil (*Petroselinum crispum*) es uno de los mejores diuréticos que existen, por lo que evita la formación de cálculos en los riñones. Poner una cucharada de perejil fresco o seco en una taza de agua hirviendo, dejar durante cinco minutos y luego dejar reposar. Se recomienda beber tres tazas al día, la primera en ayunas.

El perejil ayuda a eliminar toxinas del organismo de forma inmediata. Además de una infusión también se puede preparar un batido mezclándolo con pepinillo y piña.

Las propiedades del perejil son muchas, pero entre ellas cabe destacar:

- Es un potente antioxidante que rejuvenece la piel.
- Es rico en minerales como calcio, fósforo, hierro y azufre: combate y previene la anemia, la anorexia, la debilidad general, la fatiga, el cansancio físico y mental.
- Es rico en clorofila, combate el mal aliento y ayuda a depurar el cuerpo de toxinas y grasa excesiva.
- Ayuda a fortalecer el sistema inmunológico del cuerpo.
- Es muy adecuado en dietas para combatir y prevenir la osteoporosis y durante la menopausia.
- Es diurético ya que ayuda a eliminar líquidos en forma natural. Por esta cualidad se utiliza en dietas para tratar hipertensión y para la salud de los riñones.
- Su alto contenido en vitaminas y minerales lo hace ideal para fortalecer el cabello y las uñas.

Caries

La caries es una enfermedad infecciosa que se caracteriza por la destrucción de los tejidos duros del diente y llegar hasta el nervio que se aloja en el interior.

Las causas de su aparición pueden ser muchas, pero las más importantes están relacionadas con un mal cepillado de los dientes:

- Por ello es importante cepillar los dientes después de cada comida, especialmente por la noche, que cuando los microbios se aprovechan para dañarlos.

- La mala alimentación también tiene un papel predominante en su aparición: por ejemplo el consumo de golosinas, chocolates, helados, bollería industrial o carbohidratos.
- Algunos alimentos pueden favorecer la aparición de caries, ya que alteran el ph y provocan una saliva ácida que favorece la erosión del esmalte.

Según sea la alimentación y cómo funcione el sistema digestivo tendremos un ph u otro que provocará una saliva que puede ser terreno ideal para la aparición de todo tipo de enfermedades bucales.

Se puede mitigar el sufrimiento que significa padecer una caries mediante una serie de enjuagues con ciertas plantas:

❑ **Tomillo:** los enjuagues de tomillo empleados como colutorio previenen la inflamación de las caries.

❑ **Té verde:** las infusiones de té verde tienen efecto antibacteriano y además contienen flúor que fortalece el esmalte dentario.

❑ **Té negro:** las infusiones de té negro también son beneficiosas para los dientes.

❑ **Laurel:** el aceite aromático del laurel puede combatir las bacterias de la placa dental.

❑ **Bergamota:** previene la caries y al contener timol, que es un antiséptico natural, puede funcionar muy bien para los enjuagues bucales.

❑ **Neem:** es un árbol de la India cuyo extracto se viene utilizando en dentríficos para evitar o combatir las caries y todo tipo de infecciones de la boca.

La importancia del calcio

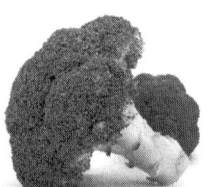

El calcio es un mineral fundamental para que los dientes estén fuertes y puedan prevenir también la caries. Hay ciertos alimentos que contienen gran cantidad de calcio:

- **Sésamo:** tahín o pasta de sésamo, gomasio o sal de sésamo, aceite de sésamo, etc.
- **Brócoli:** mejor todavía si se ingieren germinados de brócoli.
- **Almendras** crudas y sin sal.
- **Kéfir:** mejor que el yogur, ya que al estar fermentado es mucho más digestivo.
- **Algas:** preferiblemente ecológicas para que no tengan residuos tóxicos marinos.

Catarro respiratorio

Conocido también como resfriado común, sus síntomas son harto conocidos: congestión nasal, tos, dolor de cabeza y malestar general. Suele asociarse al invierno, si bien puede afectar a las personas en cualquier época del año. También la tensión y la mala nutrición son factores que pueden propiciar la gripe o el catarro.

De todas formas, si se fortalece el sistema inmunitario, el organismo estará mucho más preparado para afrontar las infecciones. Las frutas con alto contenido en vitamina C, el polen, la jalea real, son productos idóneos para sentirse mejor en los meses que falta la luz solar y el frío acerca a las personas a la depresión y la melancolía.

Para curar un resfriado basta con guardar cama durante dos o tres días y una terapia de hierbas que ayuden a descongestionar las vías respiratorias y combatir la infección. Si existe fiebre y esta perdura durante más de dos días entonces es preciso acudir al médico para que la enfermedad no vaya más allá.

- Para combatir la rinitis se pueden tomar vahos de agua hirviendo con aceite esencial de eucalipto. También pueden aplicarse friegas de eucalipto en el pecho y el cuello.
- También se pueden realizar lavados nasales con sal de Himalaya al menos dos veces al día.
- El aceite esencial puro de hisopo y el de pino también despejan las vías respiratorias, desinflaman y ayudan a expectorar y expulsar la mucosidad.
- Añadir jengibre a cualquier infusión. Su raíz se usa como analgésico, antiinflamatorio, antibacteriano y descongestivo. Se puede encontrar en fruterías y mercados, y basta añadir un par de rodajas a la infusión o mezclar con miel.
- El tomillo es una planta muy útil para curar los catarros. Esta planta tiene grandes propiedades antisépticas y expectorantes. Se deben tomar tres infusiones diarias y agregar miel para reforzar el sistema inmunitario.
- El ajo es un excelente antiséptico respiratorio y anticatarral. Utilizar para todo tipo de afecciones de pecho, bronquitis, resfriados, gripe, otitis y secreción nasal abundante. Añadir a la comida, tomar en cápsulas o hacer un jarabe para la tos.

La equinácea

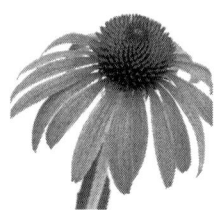

La equinácea (*Echinacea angustifolia*) crece en herbazales, terrenos arenosos y en jardines de numerosas regiones del mundo. En la farmacopea de los indios americanos constaba como remedio para toda una serie de aplicaciones relacionadas con la desinfección bactericida.

Su principal virtud radica en sus propiedades antimicrobianas, por lo que es de excelente ayuda para infecciones de tipo vírico como la gripe.

Estimulante del sistema inmunitario, favorece la creación de glóbulos blancos y proteínas que neutralizan los virus. Suele encontrarse en forma de tabletas, comprimidos, cápsulas o tinturas y se ha comprobado su efectividad en casos como:

- Gripe y resfriados.
- Problemas de garganta.
- Bronquitis.
- Enfermedades pulmonares.
- Sinusitis.
- Herpes.
- Infecciones del aparato urinario.
- Infecciones del oído.

Ciática

Cuando se produce el pinzamiento del nervio ciático surge un fuerte dolor en la zona lumbar, esto es, a la altura de los riñones, que se extiende hacia el glúteo y los muslos. El dolor suele incapacitar a muchas personas y les impide desarrollar una vida normal. Este puede manifestarse de diferente forma:

- Ligero hormigueo en los pies.
- Sensación generalizada de agujetas y entumecimiento.
- Calambre, espasmo o ardor de la cadera a la rodilla.
- Dolor como descarga eléctrica en las piernas que puede cambiar rápidamente de localización.
- Dolor severo que no permite caminar bien.

Cualquier movimiento significa un gran trastorno y, en la mayoría de ocasiones, el afectado se ve obligado a guardar cama. Un acceso de ciática puede durar varias horas o varias semanas, agravándose por las noches, con los cambios bruscos de temperatura y al levantarse y andar.

Algunas de las causas principales de este trastorno son la falta de magnesio o de vitaminas del complejo B, exceso de plomo o mercurio en la sangre, alimentación inadecuada o acumulación de toxinas en las articulaciones, entre ellas el ácido úrico.

También puede suceder que el cartílago de la zona lumbar esté deteriorado, por lo que su recuperación será fundamental para evitar mayores daños. Para ello será fundamental un buen aporte de magnesio y de vitamina C.

Uno de los remedios a base de plantas medicinales más conocidos es tomar una infusión de corteza de sauce. También puede resultar muy útil una infusión a base de tomillo, orégano y ortiga. El ajo crudo también combate la ciática, ya que hace incrementar la circulación sanguínea y de esta forma se alivia el dolor.

Los masajes y las cataplasmas también pueden ser muy útiles para combatir el dolor de ciática. En este caso, una cataplasma de lúpulo puede reducir el dolor. Sólo hay que hervir la hierba unos diez minutos y envolverla en una gasa, aplicándola tibia sobre la zona afectada. Y un masaje hecho con una mezcla de jengibre molido y aceite de sésamo también puede ser efectivo.

Sauce

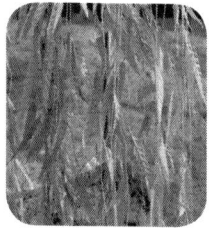

El sauce (*Salix alba*) tiene una propiedad antiinflamatoria importante, de ahí que se emplee para paliar todo tipo de dolores musculares, reumáticos, etc. Se trata de un árbol de hoja caduca que puede llegar a los 25 m de altura. Su corteza se ha empleado tradicionalmente para la fabricación de la aspirina, si bien luego se consiguió sistematizar químicamente.

Las flores o las hojas se emplean para curar las heridas o las quemaduras, mejorando la cicatrización o impidiendo que estas se infecten. También se puede emplear para combatir las infecciones de la boca, las inflamaciones de las encías, los problemas dentales en general, las llagas en la boca, caries, etc.

Cuando se trata de curar una ciática se debe hacer una decocción de 40 g de corteza seca por litro de agua y tomar tres vasos antes de las comidas. También se puede emplear el polvo de sauce blanco o bien realizar una infusión con las hojas jóvenes del árbol.

Colesterol

La acumulación de colesterol en el interior de los vasos sanguíneos es la causa de formación de placas escleróticas que perturban la circulación sanguínea, constituyendo la causa principal de la formación de trombos y coágulos que pueden ser de consecuencias graves.

Los síntomas de un colesterol alto apenas se evidencian hasta que la enfermedad es ya importante, sin embargo en algunas personas se producen pequeños quistes en la piel, aumenta la desigualdad de su pigmentación, tienen pesadez en la cabeza y mareos. El incremento anormal de colesterol y triglicéridos en la sangre está íntimamente ligado con los hábitos de alimentación, especialmente el consumo de grasas saturadas. Por tanto hay que vigilar también el peso: cuanto mayo sea el peso, más colesterol producirá el organismo.

Es necesario reforzar en la alimentación el consumo de frutas, vegetales y cereales integrales. El aceite de oliva, las nueces y el aguacate son ricos en grasas monoinsaturadas, las cuales ayudan a reducir el colesterol. En cuanto a los huevos, los estudios más recientes destacan que, pese a su alto nivel en colesterol, es bueno no eliminarlos de la dieta totalmente, y limitarlos a un consumo de tres a la semana. Las judías y otras legumbres, además de ser muy nutritivas, ayudan a reducir el colesterol y a eliminarlo del organismo. En cuanto a los cereales destaca el salvado de avena, que se puede comer como cereal para el desayuno y también ayuda a reducir el colesterol.

En cuanto a las plantas que pueden ayudarle a eliminar el colesterol están:

❏ **El ajo:** Ayuda a controlarlo y mejora la circulación.

❏ **La alcachofera:** Su virtud principal es la reducción del colesterol, además es capaz de reducir la presión arterial y previene la mala circulación.

❏ **El limón:** Sus antioxidantes aumentan la cantidad de colesterol bueno ya que previenen su oxidación.

❏ **El cardo mariano:** Se trata de una planta con enormes propiedades depurativas y descongestionantes del hígado.

❏ **El diente de león:** Permite controlar la incidencia de los lípidos en el organismo, regulando el metabolismo. Se puede tomar dos veces al día, después de las comidas principales.

El cardo mariano

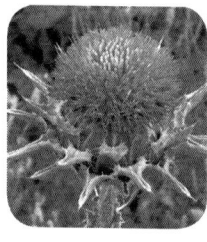

Es un excelente remedio natural para tratar todo tipo de enfermedades relacionadas con las funciones hepáticas: la cirrosis, los cálculos biliares, la hepatitis, etc. Pero es que además, gracias a su función depurativa, el cardo mariano (*Silybum marianum*) es muy útil para eliminar el temido colesterol "malo".

Esta planta de origen mediterráneo puede llegar a medir unos 30 cm y se caracteriza por sus poderosas flores de color rosa intenso o azul-violáceo y sus brácteas externas en forma de pincho curvo.

El cardo mariano se puede conseguir en herbolarios o tiendas naturales (también en algunas farmacias) como tintura para incorporar con un gotero en jugos o simplemente agua, en forma de hierba seca para preparar hasta tres infusiones por día o cápsulas cuya dosis dependerá de su concentración.

También existen suplementos en polvo o cápsulas que contienen silimarina, componente principal del cardo mariano para cuidar y curar el hígado.

Conjuntivitis

La conjuntivitis es una inflamación del tejido conjuntivo que puede deberse a una irritación momentánea por causas como el humo, los vapores tóxicos, el polvo, etc., o bien puede surgir por infecciones provocadas por gérmenes diversos.

Se trata de una infección altamente contagiosa, de ahí que se recomienda que un niño afectado por conjuntivitis guarde reposo en casa unos días para que se vean afectados sus compañeros de clase.

Los síntomas más comunes son:

- Ojos rojos e irritados.
- Visión borrosa.
- La conjuntivitis bacterial produce secreción amarillenta que hace que los ojos amanezcan "pegados".
- La conjuntivitis viral produce secreción mínima.
- La conjuntivitis causada por una alergia causa hinchazón en los ojos.

El tratamiento con lavados de infusiones resulta tan eficaz como los colirios farmacéuticos. De todas maneras es recomendable averiguar si nuestra dieta es pobre en vitamina A, ya que su deficiencia está directamente relacionada con los problemas oculares.

Los tratamientos fitoterapéuticos consisten en la aplicación de plantas que se administran en forma de lavados:

❑ **Aciano:** Por su carácter antiinflamatorio.

❑ **Caléndula:** Antiinflamatoria.

❑ **Eufrasia:** Es antiinflamatoria y antiséptica.

❑ **Hierba de San Roberto:** Astringente de la mucosa conjuntival.

❑ **Hinojo:** Antiinflamatorio.

❑ **Llantén:** Antiinflamatorio, emoliente.

❑ **Manzanilla:** Emoliente, antiséptico, cicatrizante.

❑ **Meliloto:** Emoliente y emoliente.

❑ **Rosal:** Antiinflamatorio, desinfectante, alivio del picor.

❑ **Saúco:** Antiséptico, emoliente.

❑ **Violeta:** Emoliente.

❑ **Zanahoria:** Hidratante, fortalecedor de las mucosas oculares.

La caléndula

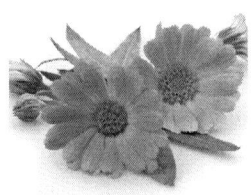

La caléndula (*Calendula officinalis*) tiene unas flores muy vistosas en tonos naranjas y amarillas, crece en el sur de Europa y tiene unas magníficas cualidades medicinales. La caléndula posee propiedades antiinflamatorias, antieméticas, antisépticas, antiespasmódicas, antibacterianas, fungicidas, cicatrizantes, antiulcerosas, emolientes, y contiene flavonoides y antioxidantes muy valiosos.

Se emplean las hojas y las flores que se recogen entre los meses de marzo y noviembre en lugares cálidos, secos y oscuros. Las hojas de caléndula pueden consumirse como las lechugas o ensaladas comunes. Las flores tienen una importante actividad antibiótica contra bacterias, hongos y virus patógenos. Los pétalos secos se emplean para preparar cremas, ungüentos y aceites que extraen todas las propiedades de la caléndula.

Entre sus principales funciones destaca:

- La caléndula ayuda a reducir el dolor y los procesos inflamatorios al aplicarse sobre la piel.
- Tiene propiedades que ayudan a sanar con mayor velocidad las heridas, las quemaduras y las úlceras debido a que incrementan la cantidad de sangre que fluye hacia las partes lesionadas del cuerpo y proporcionan asistencia en la producción de colágeno, cuya función principal es reparar los tejidos cutáneos dañados.
- Es muy útil en el tratamiento de las rozaduras provocadas por el pañal en los bebés.
- Puede resultar interesante a la hora de aliviar la conjuntivitis, especialmente cuando preparamos en casa compresas con esta planta.

Diarrea

La diarrea no es más que el signo de limpieza del organismo que sigue tras una intoxicación. El contenido del tracto digestivo pasa a través de los intestinos demasiado rápido para que el cuerpo reabsorba el fluido. Puede suceder ocasionada por bacterias, virus o parásitos.

Algunas de las causas comunes como son el estrés o la ansiedad, también puede suceder por algún tipo de infección, el consumo de alimentos o aguas infectadas, las alergias a los alimentos, la ingesta excesiva de alcohol o el efecto secundario de algunos medicamentos.

Los mejores remedios caseros para atajarla son:

❏ **El agua:** Mantenerse hidratado es fundamental, ya que el cuerpo pierde líquidos y electrolitos. Se puede añadir media cucharada de sal y cuatro cucharadas de azúcar en un litro de agua e ir bebiéndola durante todo el día. También se puede beber té verde y zumos de frutas, abandonando por unos días el café y el alcohol.

❏ **El arroz integral:** Es un gran aliado para combatir los síntomas de la diarrea, ayuda a restaurar la flora intestinal y hacer que las heces sean menos acuosas.

❏ **El yogur:** El yogur contiene bacterias que proporcionan una capa de protección en el intestino y ayudan a generar ácido láctico para eliminar las toxinas del organismo.

❏ **El plátano:** Esta fruta contiene un tipo de fibra soluble que ayuda a absorber los líquidos de los intestinos.

❏ **La patata:** Al ser un alimento rico en almidón, también se puede emplear para combatir la diarrea.

Son diversas las plantas que pueden combatir la diarrea, entre ellas, el acanto, el álamo negro, el aliso, los arándanos, el escaramujo, el espino blanco, el manzano, el membrillero, la milenrama, el nogal y la zarzamora.

El álamo negro

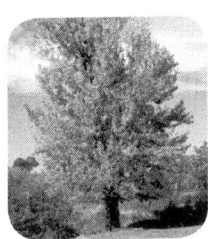

También conocido como el chopo negro, es un árbol común en muchas zonas de Europa y Asia. Puede alcanzar los 30 m de altura y forma unas hojas triangulares y pequeñas. La corteza del álamo negro (*Populus nigra*) es de color gris y posee gran cantidad de taninos, ácido gálico y málico y salicina que le otorgan unas interesantes propiedades medicinales.

Sus propiedades más comunes son:

- **Astringente:** Sirve como antiinflamatorio y auxilia en la cicatrización.
- **Depurativo:** Ayuda a eliminar toxinas del cuerpo y del hígado.
- **Diurético:** Es de gran utilidad en algunos padecimientos del riñón.
- **Expectorante y balsámico:** Ideal para contrarrestar malestares de enfermedades de las vías respiratorias.
- **Sudorífico:** Puede auxiliar en casos de fiebre.
- **Tónico:** Ayuda a mejorar procesos digestivos.

Estreñimiento

Una de cada cinco personas en Europa padece estreñimiento. Eso significa que una gran parte de la población no consigue evacuar una vez al día sus intestinos.

Esto es debido en parte a una mala alimentación, en la que seguramente priman los cereales y las harinas refinadas y a un poco ingesta de fibra alimenticia en forma de verduras y frutas. Es conveniente pues, ingerir verduras salteadas, cereales integrales cocidos y hierbas medicinales que ayuden al intestino a recuperar su tono vital y su capacidad de contraerse y expulsar diariamente los desechos.

Los síntomas más comunes relacionan sensación de pesadez e incomodidad en el bajo vientre, trastornos estomacales y hepáticos, un aspecto mate de la piel y fuertes dolores de cabeza en forma de jaquecas o migrañas.

Las hierbas medicinales más comunes para el estreñimiento son las que contienen regaliz, rooibos, boldo, diente de león, alcachofa, cola de caballo o tomillo. También las semillas de lino son un magnífico aliado contra el estreñimiento, ya que tienen una alta concentración en mucílagos y pectinas. Estas semillas regulan el tránsito intestinal, regeneran la flora, ayudan a eliminar grasas y controlan la diabetes.

El alga espirulina también contiene un alto contenido en fibra vegetal, ya que además de un alto contenido en fibra vegetal, ayuda a sentirse saciado y a disminuir así la sensación de hambre. Otros remedios vegetales que ayudan al tránsito intestinal son:

❏ **Manzanilla y tilo:** Una infusión de flores de manzanilla o de tilo diaria favorece las buenas digestiones.

❏ **Papaya:** Comer todo los días preferiblemente por la mañana.

❏ **Aceitunas y aceite de oliva:** Tomar dos cucharadita de aceite de oliva con un zumo de naranja en ayunas.

❏ **Palta o aguacate:** Tomar todos los días una par de cucharadas de pulpa de aguacate mezclado con miel.

❏ **Tamarindo:** Se puede comer crudo o tomar en forma de batido.

❏ **Durazno:** Hervir un puñado de hojas de durazno en un litro de agua durante minutos, luego beber tres tazas al día.

❏ **Boldo:** Hervir sus hojas en un recipiente con agua y en infusión tomar una taza caliente. Se puede mezclar con limón.

❏ **Pera:** Comer una pera cruda con su piel en ayunas todos los días.

❏ **Lechuga:** Aplastar las hojas de lechuga y luego mezclar con dos cucharadas de aceite de oliva. Tomar media hora después del desayuno.

Las semillas de chía

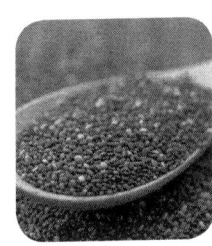

Ricas en ácidos grasos omega 3, antioxidantes, fibra, proteínas y minerales, las semillas de chía pasan por ser una de las grandes estrellas de la nutrición actual. Se encuentra entre los alimentos más nutritivos, energizantes y proveedores de resistencia a las enfermedades.

Originarias de las áreas montañosas del oeste de México y norte de Guatemala, existen referencias históricas que señalan que era una planta cultivada ya 3.000 años a.C., siendo uno de los alimentos básicos de las civilizaciones precolombinas. Los aztecas la empleaban en diferentes usos:

- Para eliminar el dolor en la piel y en las articulaciones.

- Como ración alimenticia para la supervivencia.
- Como tributo anual de los pueblos conquistados.
- Como ofrenda a los dioses durante las ceremonias religiosas.
- Fue uno de los principales cultivos, superado sólo por el maíz y el poroto.
- Para curar las heridas abiertas, prevenir infecciones y acelerar el proceso de cicatrización de las heridas.

Hoy en día su uso está cada vez más extendido, y sus propiedades benéficas son innumerables: Controla la tensión arterial, reduce el colesterol malo, disminuye el nivel de triglicéridos, protege el sistema inmune, ayuda al sano desarrollo del embarazo, disminuye el riesgo de contraer enfermedades cardiovasculares, favorece el buen funcionamiento de los pulmones, minimiza el estreñimiento y ayuda a perder peso.

Faringitis

Se trata de una inflamación de la garganta, que suele suceder durante un resfriado o un proceso de anginas. Es un trastorno muy molesto, ya que impide tragar alimentos y bebidas con normalidad. También puede ser producto de una irritación local que surja al gritar, respirar humos, tener falta de sueño, etc.

La faringitis suele remitir por sí misma a los pocos días y, ante todo, hay que evitar el tabaco, respirar aire frío, no hablar mucho y muy fuerte y beber abundante líquido para suavizar la zona. La alimentación debe ser básicamente alcalina en aquellas personas con riesgo a padecer faringitis crónica: mucha fruta y verdura de temporada, legumbres, cereales integrales, frutos secos sin sal, semillas, ajo y cebolla.

Y en cuanto a los remedios fitoterapéuticos más adecuados están:

❏ **El jengibre crudo:** confitado o en infusión.

❏ **El limón:** mejor si es de carácter ecológico, ya que así se puede emplear su piel, que es muy medicinal.

❏ **La miel:** preferiblemente orgánica, ya que las otras suelen llevar aditivos artificiales.

❏ **El llantén:** rico en mucílagos, que suavizan la garganta.

❏ **La malva:** también contiene mucílagos.

❏ **La agrimonia:** una planta muy usada por los músicos para aclarar la voz.

❏ **El propóleo:** un gran antibiótico natural.

Además de estos remedios, también es muy aconsejable hacer tisanas con hojas de eucalipto, o bien prepararlo en forma de vahos, cubriéndose la cabeza con una toalla. El tomillo es otro de los remedios efectivos en forma de infusión, a la que se puede agregar una cucharada de miel y zumo de limón para potenciar su efectividad.

La agrimonia

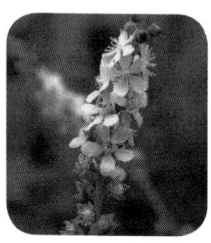

Se trata de una planta que procede del norte de África y que puede llegar a alcanzar los dos metros de altura. Actualmente se puede encontrar en todas aquellas regiones de clima templado o cálido ya que florece entre los meses de mayo y junio.

Las flores y las hojas de la agrimonia (*Agrimonia eupatoria*) son las partes más utilizadas en fitoterapia. Se pueden realizar infusiones para mejorar y fortalecer el sistema digestivo; se emplea como loción para limpiar cortes, rasguños, erupciones o eczemas; en tintura, tres veces al día, para curar infecciones como la cistitis, las infecciones urinarias o la incontinencia; y en gargarismos para evitar el dolor de garganta o la faringitis.

El empleo más habitual de la agrimonia es:

- Como antidiarreico.
- Como astringente: Ayuda a la sanación de heridas, se emplea mucho para inflamaciones en la boca y garganta.
- Como depurador del sistema digestivo, sistema hepático y también para los riñones.
- Como diurético: Para ayudar en los problemas de retención de líquidos.
- Como tónico: Para mejorar los procesos digestivos.

Gastritis

La gastritis es consecuencia de una mala alimentación. Ni más ni menos. Comer deprisa sin apenas masticar, tomar bebidas frías o gaseosas en las comidas, platos fuertemente especiados, abusar de las grasas y el alcohol, son factores que pueden provocar una gastritis.

Los síntomas más comunes de la gastritis son malestar o dolor en el estómago tras la ingestión de alimentos, náuseas, deposiciones irregulares, gases, mal sabor de boca, irritabilidad, nerviosismo, etc.

Los remedios naturales a base de hierbas medicinales contribuyen a una buena digestión. Pero, ¿a qué tipo de plantas se debe acudir para combatir una gastritis?

- A las plantas antiinflamatorias, que rebajan la irritación del estómago.
- A las plantes demulcentes, que protegen la mucosa gástrica.
- A las plantas tónico-digestivas, que fortalecen el estómago.
- Y a las plantas antiácidas, que disminuirán la acidez estomacal.

Las personas con propensión a la gastritis deben evitar el consumo de aspirinas, el bicarbonato, las bebidas gaseosas, el café, el alcohol, las comidas picantes y el tabaco. Y favorecer el consumo de fibra y cereales integrales.

Pero además, se puede recurrir a algunas plantas que favorecerán las digestiones y fortalecerán el sistema digestivo:

❏ **La manzanilla:** Ayuda a combatir la gastritis gracias a su efecto calmante.

❏ **El cardamomo:** También produce un efecto calmante pero es que además combate la acidez estomacal.

❏ **La cúrcuma:** Esta planta tiene unas importantes propiedades antibacterianas y antisépticas que contribuyen a la curación del tracto digestivo.

❏ **El hinojo:** Sus semillas contribuyen a mejorar la digestión, reduciendo la acidez estomacal.

❏ **El jengibre:** Esta raíz se emplea en el tratamiento de la dispepsia asociada a la gastritis.

❏ **El aloe vera:** Es ideal para combatir el dolor y la inflamación del estómago en las gastritis que se relacionan con la presencia de la bacteria Helicobacter Pylori.

Licorice

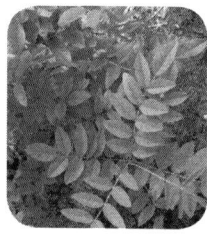

Conocida también como la planta del regaliz (*Glycyrrhiza glabra*), es una de las plantas más utilizadas en la medicina tradicional china. Utilizada ya por los griegos y los romanos, se le atribuyen notables propiedades relacionadas con la gastritis:

- Protege al esófago, al estómago y al intestino delgado de la acidez estomacal.
- Estimula la reparación de la mucosa gástrica, y favorece la secreción del moco protector por parte de las paredes del estómago.
- Diversos compuestos de esta planta ejercen un efecto antiinflamatorio y también actúan como antialérgicos.

- Protege contra los efectos erosivos de la aspirina.
- Ejerce un efecto inhibidor sobre la pepsina.
- Ayuda a disminuir el riesgo de úlceras del intestino delgado.

Gripe

La gripe es una infección de origen vírico que suele causar malestar general, escalofríos, fiebre, jaquecas, náuseas, diarreas, etc.

La mejor solución es el descanso, guardar reposo y tratar de eliminar con la mayor velocidad posible la invasión patógena. Para prevenir contagiarnos, o que la gripe sea leve, lo mejor que podemos hacer es reforzar nuestro organismo con mucha vitamina C, zumos de naranja (naturales y recién exprimidos), acerola o acai. También es recomendable acompañar la dieta con un suplemento de propóleo, que protege y refuerza el sistema inmunológico.

Y en ese descanso obligatorio tomar abundantes infusiones. Como la compuesta por flores de saúco, violeta, estigmas de maíz y menta. Otra infusión que puede ayudar a sobrellevar la gripe es la formada por anís verde e hinojo. Sus propiedades carminativas favorecen la acción balsámica y expectorante. Si se le añaden flores de saúco se contribuirá, además, a bajar la fiebre.

Si la gripe da mucha tos se debe emplear una infusión a base de gordolobo, amapola, malva y violeta. Esta infusión debe tomarse poco antes de acostarse, ya que provoca cierta somnolencia.

Gordolobo

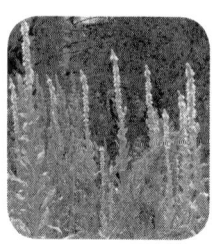

Se trata de una planta que puede llegar a alcanzar los dos metros de altura y que suele rematar en una atractiva espiga de flores amarillas que aparece durante el segundo año. En el fruto se encapsulan unas diminutas semillas.

El gordolobo (*Verbascum thapsus*) puede encontrarse en las zonas más cálidas de Europa. En la recolección se emplea la corola con los estambres. Durante el secado adquiere un tono amarillento.

Tiene un efecto expectorante y constituye un importante componente para las tisanas en caso de gripe. Suele tomarse en infusión, y por su poder emoliente es también muy útil en los casos de asma, bronquitis y ciertas enfermedades dentales.

Propiedades del gordolobo:

- Demulcente, gracias a la acción de los mucílagos.
- Expectorante, ya que actúa directamente sobre el epitelio bronquial.
- Antitusivo, los mucílagos del gordolobo ejercen un efecto calmante sobre la mucosa respiratoria.
- Antiinflamatorio.
- Antibacteriano y antifúngico.
- Antiasmático.
- Antihipertensivo.

Hemorroides

Más de la mitad de la población sufre las molestas hemorroides. Se trata de las venas que hay al final del recto, que en ocasiones se inflaman porque se llenan de sangre que no puede circular.

Esto trae como consecuencia picor, dolor, sangrado, hormigueo y ardor. En ocasiones el sangrado puede producir anemia. Las causas más comunes las relacionan con el estreñimiento, el sobrepeso, los embarazos, el sedentarismo, la ropa ceñida o la alergia a ciertos medicamentos.

Son altamente curativos los baños de asiento con infusión tibia de manzanilla y milenrama que se pueden aplicar diariamente. Como complemento, tras el baño, y bien seca la zona hay que untar la zona afectada con aceite de gordolobo. Por vía interna resulta de gran utilidad la infusión de angélica y ajenjo, tomando dos tazas diarias preferentemente en ayunas.

Además, se recomiendan las siguientes infusiones:

❑ **El cardo mariano**, que combate la baja presión sanguínea. Se deben cocer los frutos del cardo a razón de unos 30 g por litro.

❑ **El boldo** es un excelente tónico hepático que también funciona para curar las hemorroides.

❑ **El aloe vera**, en forma de gel, se puede aplicar directamente sobre la zona afectada, para aliviar el dolor y el ardor de las hemorroides externas. Lo mejor es emplear la pulpa fresca de la planta para este remedio.

❑ **El castaño de indias:** Esta hierba se usa para aumentar la fuerza y condición de las venas, gracias a sus propiedades astringentes y antiinflamatorias.

El aloe vera

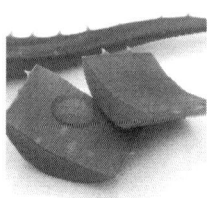

Es la planta perfecta para curar todo tipo de heridas o quemaduras. La sábila es un poderoso antiséptico que favorece la cicatrización de los tejidos dañados. Para tratar una herida con aloe vera (*Aloe Barbadensis Miller*) sólo hay que seguir los siguientes pasos:

- Limpiar la herida a fondo.
- Aplicar pulpa de aloe vera en la herida.
- Envolver bien con un vendaje.
- Mantener el vendaje empapado en jugo de aloe vera.

El aloe es también un poderoso analgésico que libera los músculos del dolor y las articulaciones. Además de la planta fresca, también se puede ingerir en forma de cápsulas. Su efectividad, en ese caso, radica en disminuir los niveles de azúcar en la sangre, el colesterol y los triglicéridos, así como los niveles de grasa que pueden conducir a una enfermedad cardiaca.

El jugo de aloe vera tiene efectos laxantes, por lo que es un buen remedio para tratar el estreñimiento y favorecer la regulación del tránsito intestinal.

Hipertensión

La hipertensión sanguínea es uno de los problemas de salud más extendidos entre la población y causante de muchas enfermedades cardiovasculares. Su causa es debida a muchos factores, pero los más comunes son los malos hábitos de vida: el tabaquismo, el consumo de alcohol, los alimentos ricos en grasas, la falta de actividades físicas, la genética o el envejecimiento.

Una persona que descuida su presión alta daña sus vasos sanguíneos, pero es que además puede padecer problemas en el corazón, derrames cerebrales o incluso un paro cardiaco. Es por este motivo que hay que tomar medidas preventivas cuanto antes mejor para que la enfermedad no aparezca.

El estrés, la falta de cansancio o el trabajo excesivo son factores que revisten de gran importancia para elevar la tensión. Los síntomas más comunes son los mareos, la pesadez de cabeza o los zumbidos en los oídos.

¿Qué tipo de plantas deben emplearse para tratar la hipertensión?

- Las plantas vasodilatadoras, que sirven para rebajar la presión arterial.
- Las plantas diuréticas, que eliminan líquidos del organismo y expulsan el exceso de sodio.
- Las plantas antitrombóticas, que previenen los coágulos en las arterias y ayudan a eliminarlo.
- Las plantas relajantes, que reducen el estrés y el nerviosismo.

El ajo es uno de los mejores purificadores sanguíneos que existe. Otras plantas como el olivo o el muérdago también actúan de manera favorable sobre el torrente sanguíneo. Una de las infusiones más empleadas es la que mezcla a partes iguales el hipérico y el espino blanco. También puede hacerse una tisana con valeriana y verbena, que contribuye a reducir la tensión. Pero, además, se pueden emplear las siguientes plantas:

❏ **Espino blanco:** Es una planta muy empleada para cuidar la salud del corazón y las arterias. Sus propiedades cardiotónicas mejoran la salud del corazón, ayudándolo a bombear con más fuerza.

❏ **La lima:** Tiene gran cantidad de vitamina C, que da elasticidad a las arterias, previene la hipertensión y controla la aparición de hemorroides y varices.

❏ **El apio:** Es un excelente diurético, por lo que disminuye la hipertensión.

❏ **El enebro:** Se ocupa de reducir la tensión al eliminar los líquidos sobrantes del organismo.

La estevia

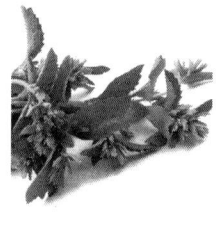

Conocida también como el edulcorante natural, su sabor dulce proporciona el complemento ideal a los alimentos, ya que reduce el aumento de glucosa en la sangre y protege contra la diabetes y la obesidad.

Algunas de las enormes propiedades que tiene la estevia (*Stevia rebaudiana*) son: acabar con el cansancio, nutrir el hígado, el páncreas (para diabetes), mejorar el proceso de digestión, es antibacteriana, cardiotónica, diurética, endulzante e hipotensora.

Hipotensión

Cuando la presión sanguínea es más baja de los niveles habituales puede producir desfallecimientos, mareos o desmayos. Algunos de los síntomas más habituales de la hipotensión son: fatiga, debilidad, sueño, sudoración excesiva y palidez.

La hipotensión puede deberse a varias causas:

- Dieta deficiente en calorías, proteínas, vitamina C o casi todas las vitaminas B.
- Hemorragia interna en el tracto gastrointestinal, riñón o colon.
- Bajo nivel de azúcar en la sangre.
- Funcionamiento inadecuado de la tiroides.
- Problemas emocionales.
- Algunos medicamentos como los antidepresivos y diuréticos.
- Alteraciones del corazón (infección del miocardio, insuficiencia del corazón o una dilatación cardiaca).

Es recomendable mejorar los hábitos cotidianos, seguir una dieta rica en proteínas vegetales y productos frescos, y abandonar la vida rutinaria y sedentaria por otra más activa, con abundante ejercicio físico.

La planta de la regaliz es la planta más usada en casos de hipotensión, ya que su efecto es muy rápido y recupera los valores normales de la tensión arterial. Además, alivia la debilidad y los calambres.

El espino blanco regula el ritmo cardiaco debido a su alto contenido en flavonoides. Tiene acción vasodilatadora y calma el sistema nervioso.

La siguiente infusión combinada, a razón de dos tazas

diarias, también puede ser de gran ayuda: Basta con mezclar a partes iguales cola de caballo, acedera y milerama. Si la hipotensión es permanente alternar semanalmente la tisana anterior con la compuesta por salvia y cardo mariano al 50%.

Ginseng

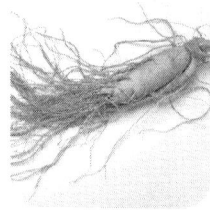

El ginseng (*Panax ginseng*) corrige los desequilibrios en el cuerpo, particularmente los que son causados por el estrés. El ginseng se ha utilizado durante miles de años en la medicina tradicional china para una variedad de usos medicinales, incluyendo la presión arterial baja.

Un buen remedio para la presión baja es preparar un té de ginseng. Eche media cucharadita de raíz de ginseng rallada en una taza de agua.

Hierva durante un par de minutos minutos, retire del fuego y déjelo reposar durante veinte minutos. Beba el té una o dos veces al día.

Insomnio

El insomnio es una disfunción muy común entre la población. Sus causas pueden ser muy numerosas, pero entre ellas se citan normalmente factores como el estrés, la ansiedad, las preocupaciones, etc.

Padecer insomnio no significa tener que dormir ocho horas diarias. Hay personas que pueden descansar lo suficiente y tener un sueño reparador con tan sólo cinco horas diarias, mientras que otros precisarán de más tiempo. Los peores sueños son aquellos en los que la persona se despierta varias veces a lo largo de la noche, no descansando lo suficiente.

En ocasiones la dificultad estriba en conciliar el sueño. En este caso se puede tratar con plantas que tengan propiedades ansiolíticas, como la valeriana, el espino blanco, la pasiflora o la llamada tila alpina. Si no existe ansiedad entonces se puede tratar con plantas que tengan un mayor efecto hipnótico, como la amapola, aunque su tratamiento no debe prolongarse mucho tiempo ya que produce una cierta dependencia psíquica.

En otras ocasiones el insomnio se manifiesta en múltiples despertares nocturnos, con pesadillas. En estos casos se recomienda aprovechar las propiedades de la valeriana.

Si se producen despertares tempranos y ya no se consigue conciliar más el sueño se puede recurrir a la amapola de California.

La tila

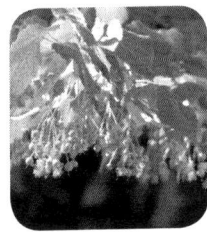

El árbol del tilo es originario de los países de América que tienen un clima más cálido. Suele llegar a los veinte metros de altura, su tronco es grueso y se ramifica en una amplia copa. Sus hojas se emplean en infusiones que tienen la capacidad de relajar la musculatura de los órganos internos.

Las propiedades del té de tila (*Tilia officinarum*) son muchas:

- Antiespasmódico.
- Diaforético (estimula la sudoración).
- Digestivo.
- Carminativo: ayuda a eliminar gases.
- Antiinflamatorio natural.
- Diurético (elimina líquidos sobrantes del organismo).
- Somníferas y relajantes (sus efectos dependen de la persona que la consuma).
- Acción antimicrobiana (gracias a la vitamina C).
- Analgésico suave.

Lumbalgias

El llamado lumbago es un reumatismo que ataca la masa muscular en la base de la espalda, que es una zona sobrexpuesta a tirones y esfuerzos. Se caracteriza por un fuerte dolor en la zona lumbar, que en ocasiones es tan agudo que impide cualquier movimiento y que obliga a guardar cama durante varios días.

Puede deberse a un ejercicio excesivo y mal realizado, lo que da lugar al pinzamiento de un nervio. O también deberse a un reumatismo articular o a una infección.

Si la lumbalgia se repite periódicamente, se recomienda hacer un cambio en los hábitos alimenticios, mantener una buena higiene de vida y realizar una desintoxicación general del organismo.

Los remedios naturales aconsejan aplicar compresas de frío o calor. El frío alivia el dolor y ayuda a rebajar la inflamación, provocando un efecto sedante y relajante. Pero si no existe hinchazón, entonces es mejor optar por el calor, que favorecerá la circulación sanguínea y relajará la musculación.

Uno de los tratamientos más efectivos es aplicar arcilla sobre la zona dolorida. Hay que hervir durante cinco minutos un puñado de manzanilla y melisa, dejar reposar otros cinco aproximadamente y colar, luego crear un barro con la arcilla y envolver en una gasa de las que venden en la farmacia, haciendo una cataplasma de menos de un centímetro de grosor, colocar donde el dolor es más profundo durante menos de una hora (no más), abrigando la zona.

En cuanto al tratamiento fitoterapéutico son varias las opciones que se tienen: En primer lugar el jengibre, que es un antiinflamatorio muy potente. Se añaden dos cucharadas de jengibre en medio litro de agua hirviendo, se empapa una gasa y se aplica a la zona dolorida. Este proceso se puede repetir entre dos y tres veces al día.

También la cola de caballo es muy efectiva en estas ocasiones. Se puede preparar una infusión añadiendo dos cucharadas de cola de caballo en medio litro de agua y llevar a ebullición. De igual modo, se empapa una gasa y se aplica sobre la zona.

Los masajes con ruda y aceite de almendras también son adecuados para tratar la lumbalgia. Sólo hay que mezclar tres gotas de ruda con una cucharada de aceite de almendras, realizando un masaje suave en la zona.

La árnica

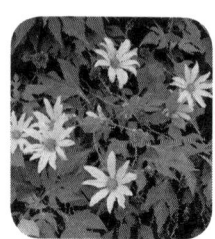

El principal uso del árnica (*Arnica montana*) son sus propiedades antiinflamatorias y analgésicas. Se emplea en casos de desgarros o distensiones musculares, además de luxaciones o esguinces. Lo más habitual es realizar unas fricciones con ungüento o infusiones de árnica.

- **Golpes o contusiones:** Su contenido en ácidos le confiere propiedades descongestivas y antiinflamatorias, que se potencian al aplicar compresas de frío en la zona congestionada.
- **Ampollas:** Se emplea el árnica en el tratamiento de ampollas no abiertas que son producto del ejercicio físico producido en el roce de la piel durante una acción mecánica.
- **Desgarros o distensiones musculares:** La crema aplicada sobre la zona aquejada reduce el dolor y la congestión que se produce con los desgarros fibrilares.
- **Esguinces:** Los tobillos y rodillas son áreas especialmente sensibles en el ejercicio físico. La fricción y el masaje con árnica reducirá la recuperación en varios días.

Otitis

Se entiende por otitis la inflamación aguda o crónica del oído medio en el conducto auditivo. Esta enfermedad revela una deficiencia en las defensas del organismo, incapaz de enfrentarse con éxito a una invasión patógena.

La enfermedad se inicia con un ligero dolor en el oído que suele extenderse a toda la parte de la cabeza. Cuando la infección es importante puede aparecer malestar general, fiebre y escalofríos.

Cuando parece remitir el dolor pero aparece pus por la cavidad del oído puede significar que hay una perforación del tímpano por presión de la masa infecciosa.

La causa más común de la otitis es un resfriado mal curado, aunque también puede ser debida al contacto con agua sucia, a la introducción de objetos extraños en el oído, a la aparición de abscesos, forúnculos o rasguños en el canal auditivo o a las paperas.

Las infusiones de tomillo y eucalipto ayudan a limpiar el aparato respiratorio; la jalea real y el propóleo ayudan a potenciar las defensas. Otro remedio efectivo es limpiar bien las fosas nasales con agua salada o suero para eliminar la mucosidad. Además:

- La albahaca reduce el dolor y la infección cuando se machaca y se mezcla con un par de gotas de aceite de hierba santa. Esta mezcla se empapa en un algodón que se deja en la entrada del oído.
- Consumir un diente de ajo diario para evitar infecciones, ya que sus propiedades antibacterianas impedirán la infección.
- Hervir unas hojas de saúco y permitir que el vaho penetre en el oído para evitar que el dolor vaya a más.
- El aceite del árbol del té: servirá para aliviar el dolor y

para combatir la posible infección. Este aceite esencial debe diluirse para evitar su efecto irritante antes de aplicarlo directamente sobre el oído.

El aceite del árbol del té

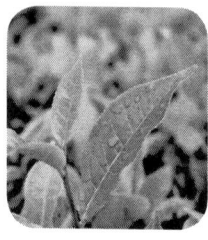

Este producto parece indispensable en cualquier botiquín ya que sus propiedades son muy numerosas. El árbol del té (Melaleuca alternifolia) es un gran antibacteriano y, como tal, puede decirse que cumple a la perfección las siguientes funciones:

- Desodorante natural.
- Desinfectante.
- Evita el mal aliento.
- Ahuyenta mosquitos, hormigas y otros insectos.
- Para el cuidado de la piel, elimina los hongos.
- Como aceite esencial, estimula y despeja la mente.
- Combate los resfriados.
- Elimina y disminuye la aparición de granos.
- Previene enfermedades de los dientes y de las encías.

Pero es que, además, combate el acné, puede curar ampollas, verrugas, quemaduras solares gracias a sus notables propiedades purificadoras; es útil en su inhalación como vapor añadiendo unas gotas al agua caliente para combatir los resfriados, etc.

Sarampión

El sarampión es una enfermedad viral que suele afectar a niños o adolescentes. Es muy contagiosa y sus primeros síntomas lo acercan a un resfriado: estornudos, ojos irritados, tos seca, cansancio y molestias en el pecho. A partir del quinto día es cuando aparecen las manchas en la piel tan características.

Algunos de los remedios más habituales para tratarlo son:

❏ **Arcilla:** Aplicar en toda la noche a la persona afectada una envoltura de barro o lodo sobre el tronco.

❏ **Avena:** Echar al agua templada del baño una o dos tazas de este tipo de harina de avena y permanecer en su interior 15-20 minutos. También se puede espolvorear directamente en la parte afectada.

❏ **Azafrán:** Tomar una infusión de azafrán para bajar la fiebre.

❏ **Baño de azahar:** Preparar un baño ligeramente caliente al que se añadirá una infusión concentrada realizada a base de azahar, manzanilla y flor de saúco.

❏ **Bardana:** Hacer una infusión de 10 g de bardana en 100 ml de agua hirviendo, añadir un poco de miel de abeja y dar a beber cada cinco minutos una cucharada. La erupción desaparecerá en varias horas de aplicación.

❏ **Borraja:** Preparar una infusión con treinta gramos de flores de borraja en un litro de agua hirviendo. Consumir cuatro vasos diarios.

❏ **Tilo:** Para el tratamiento del sarampión es aconsejable preparar un cocimiento con treinta gramos de flores de borraja y un puñado de tilo en un litro de agua. Hervir durante cinco minutos y luego dejar reposar un rato y beber por cucharadas durante todo el dia.

❏ **Flor de heno:** Hacer una compresa doble, anterior con una toalla o camisa mojada con la infusión tibia de flor de heno; luego cubrir con una manta de franela al exterior. Se puede renovar cada 30 minutos.

❏ **Infusiones de eufrasia:** Administrar una cucharita y en dosis de una al día durante 3-4 días.

❏ **Milenrama:** Preparar una infusión al 6%, luego hacer reposar durante 20 minutos.

❏ **Ortiga:** Decocción al 5%, tomar por cucharadas.

❏ **Pensamiento, hinojo, cola de caballo, manzanilla y saúco:** Hacer una mezcla de 20 g de cada planta, luego sacar una cucharada de esta mezcla y echarla en una taza de agua hirviendo, tomar cinco tazas al día.

❏ **Perejil:** Decocción de la raíz al 25%, hervir diez minutos. Tomar por cucharadas durante el día.

❏ **Suero de leche:** Desinfectar las encías de los bebés envolviéndolos el dedo en un paño limpio y sumergido en suero de leche.

Eufrasia

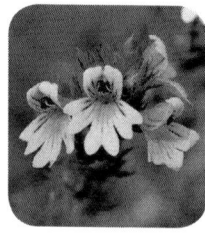

La eufrasia (*Euphrasia rostkoviana*) es una de las plantas más utilizadas en las herboristerías. Su trabajo consiste en combatir la conjuntivitis, el enrojecimiento de los ojos, las bolsas e hichazones, el lagrimeo, los orzuelos y todo tipo de enfermedades relacionadas con la vista.

Es una planta que crece de forma espontánea por toda Europa, es pequeña y de vida anual. Los taninos que presenta le confieren acción astringente, bloqueando determinadas secreciones y produciendo una contracción localizada en la zona donde se produce dicha aplicación.

Además es útil en brotes alérgicos, con rinitis y accesos de tos persistente. Se recomienda la eufrasia para los problemas de la zona respiratoria, incluyendo sinusitis (inflamación de los senos paranasales), dolores de garganta y trastornos estomacales.

Úlcera gastroduodenal

Se llama así a la destrucción más o menos profunda de algún fragmento del tejido estomacal. Las causas más comunes son unos malos hábitos alimenticios, el abuso del tabaco o el alcohol, ansiedad, estrés, depresión, consumo de medicamentos antiinflamatorios, etc.

Para curar úlceras se deben evitar alimentos fritos y grasos, las bebidas gaseosas, las comidas picantes o excesivamente condimentadas. En cambio, se recomienda una dieta rica en alimentos vegetales, como las frutas y verduras, así como las proteínas igualmente de origen vegetal, algunos ejemplos de sus fuentes son las legumbres y las semillas oleaginosas. También se recomiendan carnes bajas en grasa como el pescado o carne de aves. Además, se sugiere cambiar los cereales que consumimos por sus versiones integrales, es decir, en lugar de arroz blanco, es recomendable consumir arroz integral.

Entre los síntomas característicos de una úlcera están los siguientes:

- Dolor o ardor: Aparece una hora después de la ingestión de los alimentos y se calma habitualmente cuando se consumen otros alimentos.
- Vómitos: No son frecuentes y cuando aparecen, suele ser en los momentos de máximo dolor.
- Hemorragias: Pueden ser abundantes, expulsándose la sangre por la boca (hematemesis) y/o por los intestinos (melena).
- Eructos frecuentes.
- Aumento de la acidez gástrica.
- Pesadez estomacal después de las comidas.

Una tisana muy efectiva para tratar estos síntomas es la compuesta a partes iguales por gordolobo, malva, malvavisco e hipérico. También la regaliz y la infusión de manzanilla pueden ser muy efectivas. Otras plantas que pueden ayudar a paliar los efectos de una úlcera son:

❏ **Hipérico:** Antiinflamatorio, estimulante de la epitelización.

❏ **Llantén:** Antiséptico, cicatrizante, antiinflamatorio.

❏ **Ricino:** Emoliente, cicatrizante.

❏ **Tilo:** Emoliente, antiinflamatorio.

❏ **Olivo:** Emoliente, adecuado en quemaduras y úlceras de la piel.

Hipérico

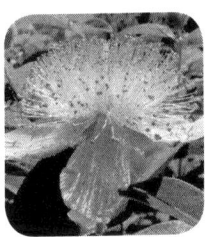

También llamada Planta de San Juan, el hipérico (*Hypericum androsaemum*) tiene unas preciosas flores de color amarillo que son empleadas en fitoterapia. Se recomienda para los casos de depresión leve o astenia otoñal o primaveral.

Crece en las zonas templadas y puede llegar a medir hasta un metro de alto. Además de combatir la depresión también tiene cualidades analgésicas y se suele administrar en los casos de dolores leves o moderados, como los musculares o articulares. También tiene buenas propiedades calmantes o vasodilatadoras, por lo que se emplea para tratar las varices o las hemorroides. Por vía externa, combate las heridas, el acné, las quemaduras y otras afecciones de la piel.

Varices

Las varices surgen por la pérdida de elasticidad de de las venas, así como por su dilatación a causa de una deficiente circulación de la sangre. Suelen verse a simple vista y aparecen en las piernas. Además de la pesadez, el dolor y los calambres, pueden aparecer inflamaciones y úlceras originadas por la pobre irrigación sanguínea en la zona.

Las causas de su aparición son varias:

- Hereditarias.
- Exceso de peso u obesidad.
- Estar de pie o sentado por mucho tiempo.
- Embarazos.
- Estreñimiento.
- Vestir con ropa o calzado ajustado.
- Cambios hormonales propios de la menopausia.
- Falta de ejercicio.

El castaño de indias es una planta muy útil para combatir las varices. Se debe emplear la corteza y mezclarla con aceite de lavanda, calentando este compuesto. Cuando esté fría, aplicarla sobre la variz mediante una serie de masajes relajantes.

También el hamamelis es un magnífico antibiótico y antiinflamatorio, que se puede aplicar mediante paños de agua tibia.

El milenrama es un buen hipotensor y funciona bien aliviando varices y hemorroides. Entre sus virtudes destaca su función cicatrizante, antiespasmódica, bactericida y sedante, y se puede tomar una infusión al día.

El té de ruda es muy eficaz para el tratamiento de las varices. Preparar una tisana con dos cucharaditas de hierba seca y picada por cada taza de agua hirviendo. Dejar en reposo diez minutos, colar y servir. Se deben tomar dos tazas diarias, durante varias semanas.

Ruda

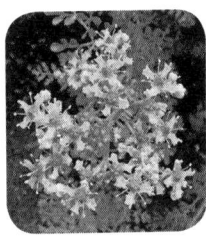

Es una de las plantas medicinales más utilizadas en herboristería. Suele crecer hasta los 80 cm y tiene un tallo leñoso y un color verde claro. Sus flores varían del verde al amarillo y, a pesar de considerarse una planta tóxica, se he usado desde hace años con fines medicinales y culinarios.

Debido a las pequeñas propiedades sedantes que posee, la ruda (*Ruta graveolens*) se utiliza para disminuir la sensación de dolor en golpes o heridas. Además, las infusiones de esta planta reducen la ansiedad y el nerviosismo.

Además, sus otros beneficios son:

- En las enfermedades de las encías.
- Para combatir los desmayos y mareos.
- En los casos de nerviosismo, histerismo y calambres.
- Para combatir las cataratas, las inflamaciones de los ojos y otras molestias de la vista.
- En los casos de amenorrea, varices y hemorroides.

Bibliografía

ARA ROLDÁN, Alfredo. *40 plantas medicinales*, Madrid, Edaf, 2003.

ARA ROLDÁN, Alfredo. *100 plantas medicinales escogidas*, Madrid, Edaf, 1997.

BERDONCES, Josep. *Gran diccionario ilustrado de las plantas medicinales*, Barcelona, Océano Ambar, 2010.

BERDONCES, Josep. *Gran enciclopedia de las plantas medicinales*, Madrid, Susaeta, 1998.

BONNIER, Gaston. *Plantas medicinales, melíferas, útiles y perjudiciales*, Barcelona, Omega, 1990.

BRUNETON, Jean. *Farmacognosia*, Zaragoza, Acribia, 2001.

CASTILLO GARCÍA, Encarna / MARTÍNEZ SOLÍS, Isabel. *Manual de fitoterapia*, Barcelona, Masson, 2007.

CEBRIAN, Jordi. *Diccionario de plantas medicinales*, Barcelona, RBA, 2002.

CECCHINI, Tina. *Las plantas medicinales*, De Vecchi ediciones, 2008.

CLERGEAUD, Chantal y Lionel. *Aceites vegetales. Aceites de salud y belleza*, Pontevedra, Amyris ediciones, 2011

DURÁN, Nuria. *Plantas medicinales*. Identificación, propiedades, Barcelona, Gcoestel, 2006.

EDDE, Gérard. *Manual de las plantas medicinales*, Palma de Mallorca, José J. de Olañeta, 1998.

FISHER, Kathleen. *Plantas medicinales para la salud*, Barcelona, Océano Ámbar, 2004.

FONT QUER, Pío. *Plantas medicinales: el dioscórides renovado*, Barcelona, Península, 1999.

GRÜNWALD, Jörg / JÄNICKE, Christof. *La farmacia verde*, León, Everest, 2009.

HENSEL, Wolfgang. *Plantas medicinales*, Barcelona, Omega, 2008.

HOFFMANN, David. *Atlas ilustrado de las plantas medicinales*, Madrid, Susaeta, 2008.

MANTOVANI, Laura. *Plantas medicinales*, Madrid, Susaeta, 2006.

MUÑOZ, Fernando. *Plantas medicinales y aromáticas*. Estudio, cultivo y procesado, Mundi-prensa libros, 1996.

PABLO HERNÁNDEZ, Carmela de. *Plantas medicinales*, Formación Alcalá, 2010.

PAMPLONA ROGER, Jorge. *Salud por las plantas medicinales*, Madrid, Safeliz, 2009.

PÉREZ AGUSTÍ, Adolfo. *Las 200 plantas medicinales más eficaces*, Madrid, Masters ediciones.

RADFORD, Joan. *Aromas que curan*, Barcelona, Robinbook, 1997.

REY BUENO, Mª del Mar. *Historia de las hierbas mágicas y medicinales*, Madrid, Nowtilus, 2008.

TOMAS MELGAR, Luis. *Guía de las plantas que curan*, Madrid, Libsa, 2004.

VANACLOCHA, Bernat / CAÑIGUERAL, Salvador. *Fitoterapia*, Barcelona, Masson, 2003.

En la misma colección

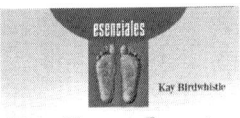
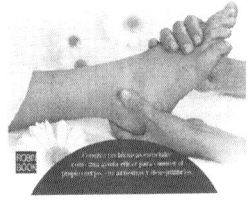

REFLEXOLOGÍA
Kay Birdwhistle

Cuando se tiene una dolencia o se sienten emociones negativas, una opción es sufrirlas y la otra –más inteligente– es intentar controlarlas o suprimirlas. La influencia benéfica y relajante de la reflexología está fuera de toda duda. A través del estudio de las plantas de los pies, un terapeuta puede comprobar las conexiones energéticas de cada área de nuestro organismo y, mediante una serie de técnicas, puede fortalecer el sistema inmunológico, reducir el estrés, depurar y drenar toxinas o trabajar las emociones profundas y los miedos.

Este libro brinda la oportunidad de conocer las técnicas esenciales de la reflexología para que todo el mundo las pueda ir incorporando a su vida diaria y sean una ayuda eficaz para conocer el propio cuerpo, sus armonías y sus desequilibrios.

EL YOGA CURATIVO
Iris White y Roger Colson

El yoga es un sistema sumamente eficaz para alcanzar un estado de equilibrio físico y emocional. Su práctica no sólo aporta una evidente mejoría en la capacidad respiratoria sino que además actúa de forma muy favorable sobre los órganos internos. Este libro sintetiza toda la sabiduría y la experiencia de la práctica del yoga curativo o terapéutico en un programa que muestra cómo cada persona puede optimizar la salud y alcanzar la curación.

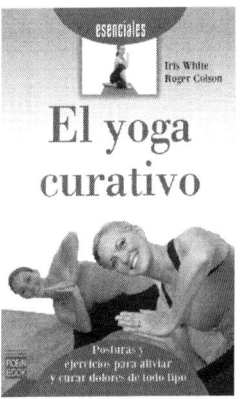

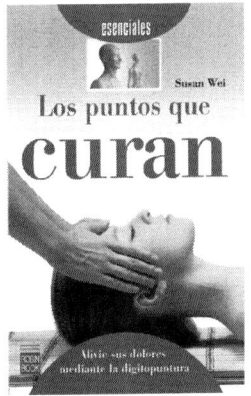

LOS PUNTOS QUE CURAN
Susan Wei
Alivie sus dolores mediante la digitopuntura.

La técnica de la estimulación de los puntos de energía y del sistema de meridianos es tan antigua como la misma humanidad. Se trata de una técnica que recoge la enseñanza de lo mejor de la acupuntura, del shiatsu y de la acupresura para el alivio rápido de diferentes síntomas. Y que en caso de enfermedades crónicas, sirve de complemento a los tratamientos médicos prescritos. Este libro es una guía que indica la situación de cada punto de energía para una práctica regular que devuelva la armonía a la persona y pueda protegerla de algunas enfermedades.

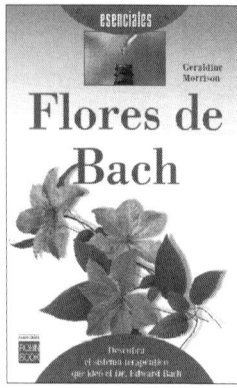

FLORES DE BACH
Geraldine Morrison

¿Sabía que los desequilibrios emocionales pueden tratarse con esencias florales? Son las llamadas Flores de Bach, un conjunto de 38 preparados artesanales elaborados a partir de la decocción o maceración de flores maduras de distintas especies vegetales silvestres. En efecto, emociones y sentimientos como la soledad, la timidez, la angustia, la intolerancia o el miedo pueden combatirse cuando perturban nuestro ritmo diario y trastocan nuestro equilibrio. Este libro reúne los conceptos fundamentales del sistema terapéutico ideado por Edward Bach con la finalidad de que cualquier persona pueda recuperar la armonía del cuerpo y de la mente a favor de un mayor bienestar.

PILATES
Sarah Woodward

Experimenta un nuevo estilo de vida y una nueva manera de pensar con el método Pilates, sin duda algo más que una serie de ejercicios físicos. Tal y como lo define su creador, Joseph Pilates, «es la ciencia y el arte de desarrollar la mente, el cuerpo y el espíritu de una manera coordinada a través de movimientos naturales bajo el estricto control de la voluntad». El método Pilates propone otra forma de realizar el trabajo muscular, dando un mayor protagonismo a la resistencia, la flexibilidad y el control postural. La mayoría de ejercicios se realizan mediante una serie de movimientos suaves y lentos que se consiguen a través del control de la respiración y la correcta alineación del cuerpo.

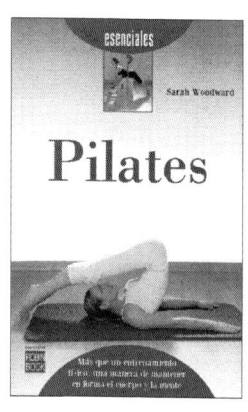

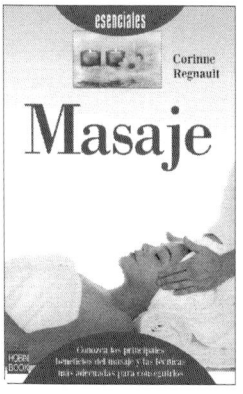

MASAJE
Corinne Regnault

Entre otros beneficios, el masaje facilita la eliminación de toxinas, activa la circulación sanguínea y linfática y mejora el aporte de oxígeno a los tejidos. También es útil para aliviar el estrés y estados de ánimo negativos, pues estimula la producción orgánica de endorfinas. Es, posiblemente, una de las herramientas terapéuticas más antiguas que ha empleado el ser humano para tratar estados de dolor. Y tradicionalmente se ha utilizado para aliviar o hacer desaparecer las contracturas y la tensión muscular. Este libro es un manual de uso básico que repasa los principales métodos utilizados para realizar un buen masaje y explica de manera muy práctica los pasos a seguir para realizarlo.

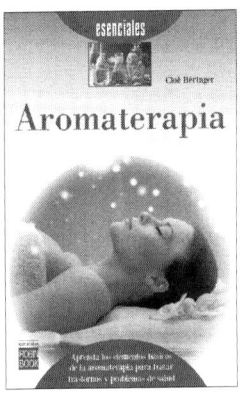

AROMATERAPIA
Cloé Béringer

Este libro es una invitación para adentrarse en el mundo de las esencias naturales que se extraen a través de las plantas. Cuando todo a nuestro alrededor transcurre muy rápido, cuando el entorno se vuelve cada día más exigente, parece obligado tomar un respiro y abandonarse a un tratamiento natural como este para restablecer nuestro equilibrio y armonía. Con la lectura de esta guía el lector conocerá las propiedades (analgésicas, antibióticas, antisépticas, sedantes, expectorantes o diuréticas) de cada una de las diferentes plantas de las que se pueden extraer los aceites esenciales y los beneficios físicos y psicológicos que se pueden derivar.

AYURVEDA
Thérèse Bernard

El método de salud más antiguo del mundo. Así es como se define el ayurveda. Desarrollado en la India hace ya más de 6.000 años, su nombre significa "conocimiento o ciencia de la vida". En efecto, se trata de crear equilibrio y fortalecer al tiempo las capacidades curativas del cuerpo humano. Su modo de abordar la salud desde un punto de vista holístico, esto es, integral, lo convierte en un método diagnóstico que tiene en cuenta todos los aspectos de la vida de una persona. Este libro es una introducción a la ciencia ayurvédica que le ayudará a desarrollar una mayor sensibilidad hacia su cuerpo, entendiendo la enfermedad pero también su origen. De modo que pueda conocer los aspectos físicos, psicológicos y espirituales de cada patología.

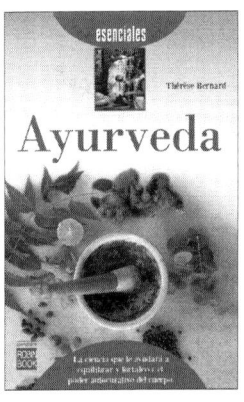

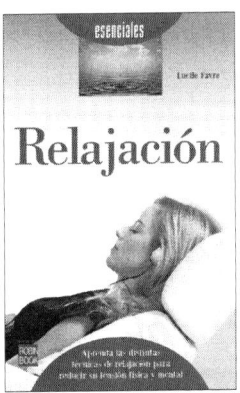

RELAJACIÓN
Lucile Favre

La relajación es un estado natural que nos proporciona un descanso profundo a la vez que regula nuestro metabolismo y nuestra tensión arterial. Pero llegar a ese estado es difícil debido al ritmo de vida al que nos vemos sometidos. Las técnicas de relajación liberan nuestras tensiones, tanto musculares como psíquicas, facilitan el equilibrio y nos proporcionan paz interior. Llegar a ese estado de bienestar y tranquilidad requiere tiempo y una cierta práctica. e ahí que este libro combine la exposición de los principales métodos contrastados para relajarse con una serie de ejercicios muy útiles que pueden conducirte a esa calma tan deseada.

Colección Esenciales:

Los puntos que curan - *Susan Wei*

Los chakras - *Helen Moore*

Grafología - *Helena Galiana*

El yoga curativo - *Iris White y Roger Colson*

Medicina china práctica - *Susan Wei*

Reiki - *Rose Neuman*

Mandalas - *Peter Redlock*

Kundalini yoga - *Ranjiv Nell*

Curación con la energía - *Nicole Looper*

Reflexología - *Kay Birdwhistle*

El poder curativo de los colores - *Alan Sloan*

Tantra - *Fei Wang*

Tai Chi - *Zhang Yutang*

PNL - *Clara Redford*

Ho' oponopono - *Inhoa Makani*

Feng Shui - *Angelina Shepard*

Flores de Bach - *Geraldine Morrison*

Pilates - *Sarah Woodward*

Relajación - *Lucile Favre*

Masaje - *Corinne Regnault*

Aromaterapia - *Cloé Béringer*

Ayurveda - *Thérèse Bernard*